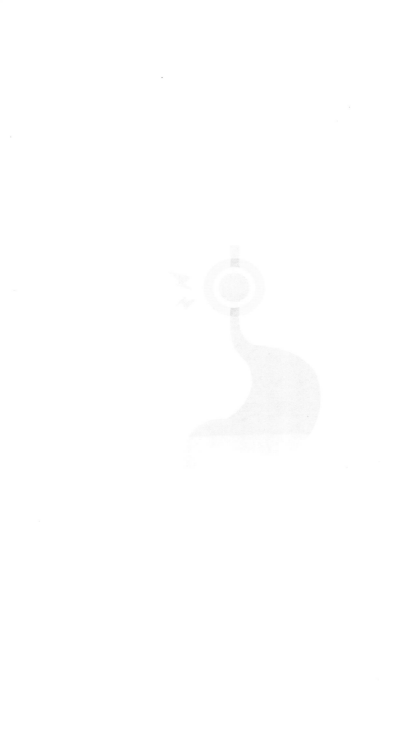

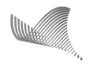

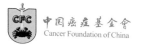

科普中国·肿瘤防控科普丛书

中国癌症基金会
Cancer Foundation of China

中国抗癌协会
CHINA ANTI-CANCER ASSOCIATION

丛书主编　支修益　田艳涛　樊挚敏　秦德继

全面说 食管癌

陈小兵　高社干　主编

中国科学技术出版社
·北　京·

图书在版编目（CIP）数据

全面说食管癌 / 陈小兵，高社干主编. —北京：
中国科学技术出版社，2024.1（2024.4 重印）
（科普中国·肿瘤防控科普丛书 / 支修益等主编）
ISBN 978-7-5236-0293-5

Ⅰ．①全… Ⅱ．①陈… ②高… Ⅲ．①食管癌—防治
Ⅳ．① R735.1

中国国家版本馆 CIP 数据核字（2023）第 217737 号

策划编辑	符晓静　宗俊琳　王晓平
责任编辑	王晓平
封面设计	沈　琳
正文设计	锋尚设计
责任校对	张晓莉
责任印制	徐　飞

出　　版	中国科学技术出版社
发　　行	中国科学技术出版社有限公司发行部
地　　址	北京市海淀区中关村南大街 16 号
邮　　编	100081
发行电话	010-62173865
传　　真	010-62173081
网　　址	http://www.cspbooks.com.cn

开　　本	889mm×1194mm　1/32
字　　数	105 千字
印　　张	7.625
版　　次	2024 年 1 月第 1 版
印　　次	2024 年 4 月第 2 次印刷
印　　刷	北京博海升彩色印刷有限公司
书　　号	ISBN 978-7-5236-0293-5 / R·3136
定　　价	58.00 元

科普中国·肿瘤防控科普丛书编委会

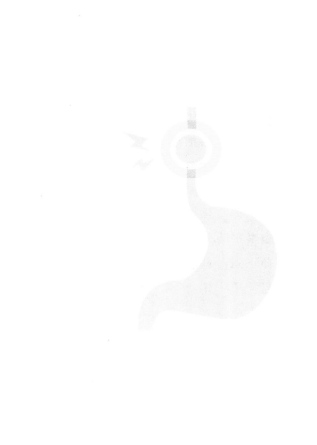

本书编委会

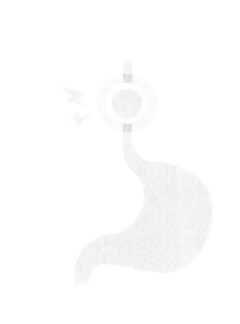

序

　　肿瘤一直是危害人类健康的重大疾病。21世纪以来，我国肿瘤的发病率和死亡率逐渐上升，但随着医学及其技术的进步，肿瘤已逐步成为"可防可治"的疾病。

　　当前，恶性肿瘤的发病率持续上升，普通民众的疾病知识与健康意识仍普遍不足，因此民众对肿瘤科普知识的需求越来越迫切。面对肿瘤，民众大多存有畏惧心理，主要根源在于普通大众缺乏肿瘤防治科普知识，往往抱有侥幸心理，祈祷疾病不要降临己身；又出于恐惧对医院望而却步，错过最佳的治疗时机。

　　国内外相关研究显示，30%的肿瘤能通过健康科普宣传、改变或改善不良生活方式获得有效防控。健康科普宣传对预防肿瘤发生、降低发病率和死亡率、提高病患生存质量具有重要作用。因此，肿瘤防治科普工作刻不容缓。

肿瘤防治，科普先行。科学严谨、紧跟前沿、知识准确、通俗易懂是民众对健康科普的基本要求。

作为我国肿瘤学领域历史最悠久、规模最大、水平最高、影响力最强的国家一级协会，中国抗癌协会一直以来非常重视癌症防治科普宣传，早在2018年就成立了我国肿瘤科普领域第一支专业团队——中国抗癌协会肿瘤防治科普专业委员会。通过组建肿瘤科普专家团队、发展肿瘤科普教育基地、打造肿瘤核心科普知识库、开展多种科普主题活动、制定肿瘤科普指南、助力青年医师科普能力培训等方式，持续、系统地输出科学准确的肿瘤防治科普内容，为健康中国贡献肿瘤医学界的集体力量。

2022—2023年，中国抗癌协会组织131 000余位权威专家，集体编写完成我国首部《中国肿瘤整合诊治指南（CACA）》（以下简称《CACA指南》），共计800余万字，覆盖53个常见瘤种（瘤种篇）和60项诊疗技术（技术篇），共计113个指南，横纵维度交叉，秉承"防筛诊治康，评扶控护生"十字方针，聚焦我国人群的流行病学特征、遗传背景、原创研究成果及诊疗防控特色，纳入中国研究，注重中国特点，兼顾医疗可及性，体现整合医学思维，是兼具中国本土特点和国际视野、适合中国人群的肿瘤指南体系。

健康科普类图书作为我国传播健康知识的有效途径之一，承担着普及健康知识、改善健康观念和保持健康行为的重要责任。此次由中国科学技术协会科学普及部（以下简称"中国科协科普部"）指导、中国癌症基金会和中国抗癌协会组织编写、中国科学技术出版社出版的"科普中国·肿瘤防控科普丛书"以"肿瘤防治，赢在整合"的整合医学思想为指导，以《CACA指南》为依据，聚焦重点、关注热点、普及要点，以"防筛诊治康"为核心理念，以"评扶控护生"诊疗新技术、治疗新进展为主线，以社会医疗问题和患者健康问题为导向，制止流言、揭穿谎言、粉碎谣言，将民众对肿瘤防治知识的渴望和基层临床医生对肿瘤诊疗新技术、新药物、新规范的需求推进落地。

丛书的各分册由相关领域学科带头人牵头，凝聚了大量临床一线知名专家的智慧和心血。丛书内容优质、特色突出、吸引力强；语言简洁明了、生动有趣；编写结构新颖，形式活泼，带给读者轻松阅读的良好体验，且不失领域内的学科深度；有根有据，理论联系实际，使读者一看就明白，并能与自身情况相联系，推进自我健康管理与常见肿瘤防治，让民众理性识瘤、辨瘤，不盲目恐慌，充分激发科普宣传的主动性和创造性，真正造福广大民众。

在此，感谢所有参与编写的专家、出版发行机构为增

强民众防治肿瘤的信心所作的努力、给予肿瘤防治研究与
科普宣教的支持、为国家健康事业作出的贡献！

中国抗癌协会理事长

健康是促进人全面发展的必然要求，是经济社会发展的基础条件，是民族昌盛和国家富强的重要标志，也是广大人民群众的共同追求。习近平总书记在党的二十大报告中指出，要"推进健康中国建设""把保障人民健康放在优先发展的战略位置，完善人民健康促进政策"。健康既是一种权利，更是一种责任。维护自身健康是个人的首要责任，需强化自己是健康"第一责任人"的观念。

为践行《"健康中国2030"规划纲要》，2022年5月31日，国家卫生健康委员会网站刊载了由中宣部、中央网信办、国家广播电视总局等9部委联合发布的《关于建立健全全媒体健康科普知识发布和传播机制的指导意见》（以下简称《意见》）。

《意见》的总体要求包括以保护人民生命安全、促进人民身体健康为出发点，以公众健康需求为导向，增加权威健康科普知识的供给，扩大健康科普知识的传播覆盖面，为人民群众准确查询和获取健康科普知识提供便利，提升人民的健康意识与素养。同时，提升健康信息的质量，发挥健康科普专家的作用，遏制虚假健康信息，净化健康科普知识传播环境。

根据《意见》，卫生健康行政管理部门应当加大健康科普知识供给力度，支持并鼓励医疗卫生行业与相关从业人员创作和发布更多、更优质的健康科普作品。

肿瘤科普，刻不容缓。

基于此，在中国科协科普部的指导下，中国癌症基金会与中国抗癌协会携手合作，牵头组织国内肿瘤防治领域权威专家，共同编写了"科普中国·肿瘤防控科普丛书"。

丛书聚焦我国常见的恶性肿瘤，邀请我国肿瘤防治领域学科带头人担任相关分册的主编和副主编，主要聚焦我国高发病率和高致死率前十位的癌种，每个癌种独立成册。

丛书聚焦重点，关注热点，普及要点，以《CACA指南》的"防筛诊治康，评扶控护生"为依据，以社会医疗问题和患者健康问题为导向，以癌症领域的药物新研发、诊疗新技术、治疗新进展为主线，展现当前癌症各专业领域诊疗科普知识的"最新成果"，本着"及时制止流言、科学揭穿谎言、彻底粉碎谣言"的初衷，将民众对癌症防治知识和康复知识的渴望和基层临床医生对于癌症诊疗新技术、新药物、新规范的需求推进落地。

再次感谢各分册主编和编写人员的倾心投入和大力支持，感谢中国科学技术出版社的鼎力相助。相信该丛书的出版将大力助推传播防癌、抗癌新知识，帮助患者树立战胜癌症的信心，普及科学合理的规范化治疗方法，希望能够对民众、尤其是肿瘤患者及其家属有所帮助，真正做到坦然说癌，科学规范治癌。

当前肿瘤防治的新知识不断涌现，限于篇幅，丛书中可能存在一些疏漏或不足之处，敬请广大专家、同行不吝给予指正。

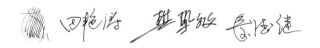

"紧噎慢噎，三个半月""得了噎食症，食麦不食秋""十个癌九个埋，还有一个不是癌"……这是20世纪六七十年代流行在河南省林州市（原林县）的几句顺口溜。它们都表达了同一个意思：这里的食管癌发病率、死亡率高。"噎食症"指的就是食管癌。

根据国际癌症研究机构发布的全球癌症负担数据，食管癌是全球十大癌症之一。2020年，全球有超过60万例的新发食管癌。其中，53.7%的新发食管癌病例和55.3%的食管癌死亡病例发生在中国。由此可见，全球每年一半以上的新发食管癌患者在中国，其中有2/3的病例发生在横跨河南、山西和河北的太行山地区。20世纪50年代的林县有三不通：路不通、水不通和食管不通。以河南省林州市及其周边地区为代表的太行山脉区域，食管癌的发病率位居世界之首，曾引起全球医学界的关注。

国内学者在长期的研究中发现，中西方食管癌在病理类型和发病机制方面存在显著差异：中国85%的患者为鳞癌，且多数体形消瘦，存在营养不良的情况；欧美80%的患者为腺癌，肥胖、胃食管反流和巴雷特（Barrett）食管是其主要致病因素。这就要求中国食管癌的防治工作不应照搬国际研究或指南，而更应立足本土，脚踏实地，依据中国数据，建立真正适合中国老百姓的食管癌防治体系。

提高大众健康素养，克服患者恐癌心理，全面普及食管癌防治知识，实现普通大众从"无知有畏"到"有知无畏"的转变，是编写本书的初心。

本书汇聚了国内多家医院的编写团队，凝聚了各位专家学者多年的心血和智慧，旨在提高公众对食管癌的认知和了解，帮助人们更好地预防和治疗这一疾病。本书共5章：第1章介绍了食管癌的基本知识，第2章介绍了食管癌的早筛手段，第3章讲解了食管癌的诊断方法和标准，第4章阐述了食管癌的不同治疗手段，第5章讲述了食管癌康复的内容。本书通过生动的案例、精美的插图、简洁易懂的文字，向广大读者传递科学、实用、全面的食管癌知识。

在这里，编写者要感谢所有为本书提供支持和帮助的人，包括各位专家学者、医生、护士以及家人和朋友。没有你们的支持和帮助，本书的编写不可能顺利完成。同时，编写者也要感谢读者朋友的关注和支持，希望本书能够对您有所帮助，让您更好地了解食管癌。

鉴于时间和水平有限，或许本书离读者的期望还有一定的距离，不足之处，肯定在所难免。在此，真诚希望大家多提宝贵意见，以便及时修正。

最后，希望本书能够成为一个桥梁，让更多的人了解食管癌、关注健康、珍惜生命，共同为实现"健康中国"目标作出贡献。

中国抗癌协会理事

中国抗癌协会食管肿瘤整合康复专委会主委

河南省肿瘤医院肿瘤内科副主任、病区主任

中国抗癌协会理事

《食管疾病》主编

河南科技大学第一附属医院院长

目 录

第1章

了解食管癌：

积极预防食管癌

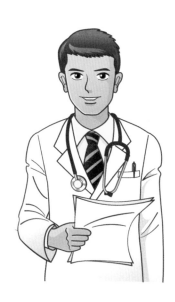

一、食管解剖
与肿瘤好发部位

◎ 食管的解剖结构

　　食管具有消化管壁典型的四层结构，即黏膜、黏膜下层、肌层和外膜层。黏膜上皮为未角化的复层扁平上皮。食管下端的复层扁平上皮与胃贲门连接处骤变为单层柱状上皮，两种上皮交界处为食管癌好发部位。固有层为细密结缔组织，并形成乳头，突向上皮。黏膜肌层由一层纵行平滑肌束组成。黏膜下层为疏松结缔组织，富含粗大的胶原纤维和纵行的弹性纤维，有丰富的小动脉、小静脉、淋巴管与神经纤维。靠近肌层部位有散在分布的黏膜下神经丛，与消化道其他部分相比，食管的黏膜下神经丛不发达。此层含黏液性食管腺，其导管穿过黏膜开口于食管腔。食管腺周围有较密集的淋巴细胞及浆细胞，并可见淋巴小结。肌层上1/3段为骨骼肌，下1/3段为平滑肌，中

1/3段由骨骼肌和平滑肌共同组成。肌层可分内环行和外纵行两层，有肌间神经丛。与胃肠相比，食管的肌间神经丛很不发达，多位于平滑肌存在的食管中、下段。食管两端的内环形肌较厚，分别形成食管上、下括约肌。外膜层为纤维膜，由薄层结缔组织构成，与周围组织无明确界限。

　　健康成人食管全长约25厘米，为肌性管道，上端位于第六颈椎下缘或环状软骨下缘，其高度起于咽，下端位于第11胸椎左侧，后续于胃的贲门部。食管主要分为颈部、胸部、腹部3段，每个节点都有可能成为食管肿瘤的生长部位。食管颈段长约5厘米，是指上起环状软骨下缘高度，下

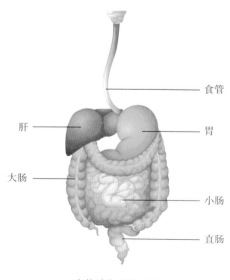

人体消化系统结构

至胸骨颈静脉切迹水平段；胸段长15～18厘米，上起胸骨颈静脉切迹水平，下至膈食管裂孔；腹段仅1～3厘米，上接食管裂孔，下接胃贲门部，与肝左叶后缘相邻。除腐蚀性食管炎以外，其他疾病引起的食管溃疡，多发生在食管的中、下段。

◎ 食管肿瘤的好发部位

食管癌好发部位在地区上虽然存在着一定的差别，但是大部分来说，50%左右发生在食管中段，30%在下段，20%在上段，很少发生于颈段。食管的3个生理狭窄是食管癌的易发部位。食管是消化道器官最狭窄的一根道腔，主要有3个狭窄处。这3个狭窄与肿瘤引起的狭窄完全不同，并不影响进食，称为生理缩窄部。这3处生理狭窄尤其是第二、第三处狭窄为食管疾病的多发部位，如瘢痕、挛缩和憩室等，同时也是食管癌的好发部位。

食管的3个生理狭窄：第一个狭窄位于食管的起端，即咽与食管的交接处，相当于环状软骨和第六颈椎体下缘，由环咽肌和环状软骨所围成；第二个狭窄在食管入口以下7厘米处，位于左支气道跨越食管的部位，相当于胸骨角或第四、第五胸椎之间的水平，由主动脉弓从其左侧穿过和左支气道从食管前方越过而形成，该部位是食管内异物易存留处；第三个狭窄是食管通过膈肌的裂孔处，该裂孔由右向左呈向上斜位。在行食管钡餐造影时，可见到食管的这3个压迹。

食管贲门癌的部位与并发症有一定关系。上段食管癌术中易损伤喉返神经及气管。中段食管癌术中易损伤气管隆嵴、肺门、心包、主动脉弓、降主动脉、奇静脉及胸导管而发生各种不同并发症。下段食管旁无主要脏器，故下段食管癌损伤脏器的机会较少。食管癌绝大多数是鳞癌，腺癌较少见，其他类型更少见。

早期食管癌多局限于黏膜表面，未见明显肿块，大体分为4种类型：隐伏型、糜烂型、斑块型和乳头型。中晚期食管癌分为：髓质型、蕈伞型、溃疡型、缩窄型和腔内型。食管胃结合部癌往往侵犯胃底、胃体部，邻近主要脏器也多。若肿瘤侵犯左肝叶，手术中需要同时切除受侵的肝组织；侵犯脾脏则需同时行脾切除术；少数侵犯胰腺，还需同时切除部分胰组织。清扫腹腔动脉周围淋巴组织时，易损伤血管而致出血。

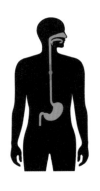

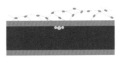

Ⅰ期：肿瘤病变局限于黏膜和黏膜下层

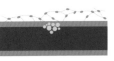

Ⅱ期：肿瘤病变侵犯食管肌层

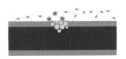

Ⅲ期：肿瘤扩散至周围淋巴结

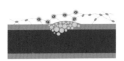

Ⅳ期：肿瘤病变发生远处转移，包括淋巴结和周围器官

食管癌分期

温馨提示

食管的3个狭窄处是食管癌好发部位，因为和其他部位相比，狭窄处食物滞留时间更长。因此，食物中的某些致癌物质和这3个狭窄处的接触机会和滞留时间也大大多于其他部位。同时，食管狭窄处因

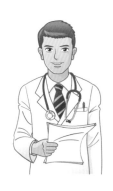

为自身直径较小，更容易与质地较硬的食物发生摩擦，造成一定程度的机械性损伤，长此以往容易引发慢性炎症或损伤，这也是食管发生癌变的重要原因之一。

二、食管癌的 高发区域

◎ 全球食管癌发病率

在世界范围内，亚洲是食管癌高发地。根据全球癌症数据库2020统计数据，有将近79.7%的食管癌新发病例发生在亚洲（481 552例），占全球发病人数的59.5%。按全球食管癌新发病例数量排序，排在前十位的国家有5个在亚洲，分别为中国（31 241 422例）、印度（631 180例）、日本（261 262例）、孟加拉国（211 745例）及巴基斯坦（101 117例）。从伊朗北部起，贯通中亚直至孟加拉国以及中国的中北部地区，构成了食管癌"高发带"，这一地带将近90%的食管癌病例为食管鳞癌。

◎ 中国食管癌高发区

中国是世界上食管癌高发的国家。2020年，我国食管癌新发病例数为32.4万例，占全球的53.7%。2022年2月，国家癌症中心数据显示，2016年中国食管癌新发病例为25.25万例，占全部恶性肿瘤的6.21%，数量在所有癌症中排第六位。

在我国，食管癌发病率存在地域差异。2016年，农村地区食管癌发病率（15.0/10万）高于城市地区（8.2/10万）。从东、中、西三大经济区域来看，食管癌的发病率也存在着较大差异。2015年，中国东部地区新发食管癌8.9万例，发病率为17.2/10万；中部地区新发食管癌9.0万例，发病率为19.6/10万；西部地区新发食管癌6.7万例，发病率为16.8/10万。

中国有"四区两河"是食管鳞癌高发区，分别是河南、河北及山西交界的太行山区，湖北及安徽的大别山区，江苏苏北地区和四川，新疆地区，基本分布在黄河上下游和长江下游南北区域。此外，广东汕头、福建福州等地，也是食管癌的主要高发区。

❶　华北太行山高发区

我国太行山南端的晋、冀、豫三省交界地区，一直是全球范围内食管癌发病率最高的地区，包括河南林州市、河北磁县、山西阳城县等十几个市县。食管癌死亡率大体形成一个以林州市、磁县、涉县为圆心的不规则同心圆形，由此向四周逐渐降低。

❷　陕、豫、鄂秦岭高发区

秦岭高发区主要集中在陕西、河南、湖北三省交界的秦岭东部山区，包括陕西东部的丹凤县、河南西部的嵩县、鲁山县、内乡县以及湖北西北部的陨县等十几个县市，组成陕豫鄂三省交界处的秦岭东部山区的食管癌高发区，也形成一个不规则的同心圆形，向四周延伸地区的食管癌死亡率逐渐降低。

❸　鄂豫皖大别山高发区

大别山高发区主要包括河南省南部的信阳地区、湖北省北部的孝感地区及安徽省西南部的六安地区共10多个县市。其死亡率以河南省的潢川县、湖北省的麻城市、安徽省的金寨县为高。

④ 川北高发区

四川盆地西北部高发区，食管癌死亡率以盐亭县为中心，包括阆中市、广元市、南充市、剑阁县、射洪市等十几个市县，亦呈不规则的同心圆形分布。

⑤ 闽粤高发区

粤东闽南高发区是由广东省东部的汕头地区、梅县地区和福建省西部的南安县等组成的一个我国华南食管癌相对高发区，呈梯形分布。食管癌死亡率中间最高、向两端逐渐降低，其中揭阳市及汕头市的南澳县较高。

⑥ 苏北高发区

苏北高发区以江苏省的扬中市为中心，围绕苏北里下河周围包括淮安、泰兴等县形成一个马蹄形的高发区。食管癌死亡率在50/10万以上。

⑦ 新疆高发区

我国新疆西北部的托里县、布尔津县、青河县也是食管癌死亡高发区，死亡率可达150/10万，男女发病的比例为1.2∶1，以哈萨克族人群最高发。

除了七大高发区，位于食管癌带上面的内蒙古高原东部锡林郭勒盟（驻地锡林浩特市），其中西乌珠穆沁旗和东乌珠穆沁旗的男性食管癌发病率分别为65.12/10万和36.37/10万。总体来讲，青藏高原地区食管癌低发，但西藏的藏南谷地和藏东的高山峡谷为高发区。

三、诱发食管癌的 高危因素

食管癌的病因较为复杂。一般认为，食管黏膜上皮肿瘤的发生是多种因素联合作用、长期慢性刺激的结果。

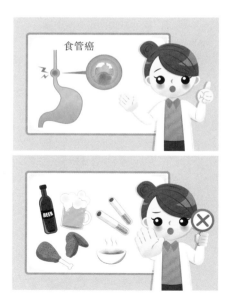

不良的生活习惯容易诱发食管癌

◎ 特定的饮食因素

热烫饮食、腌制高盐饮食、辛辣饮食、油炸饮食、霉变饮食、硬质粗糙饮食、快速及不规律饮食等，均会增加患食管癌的风险。

"趁热吃"是中国人多年来的传统饮食习惯，很多食物也的确是热着的时候更好吃，但这个"热度"一定要把握好。研究表明，长期食用65℃以上的热饮或食物，会增加食管黏膜癌变的风险。过烫的食物会对食管黏膜造成物理性损伤，长期反复损伤容易出现不典型增生，患食管癌的风险随之增加。

国际癌症研究机构在2016年6月《柳叶刀肿瘤学》(The Lancet Oncology) 杂志正式发表的致癌物评估报告中，将非常热（高于65℃）的饮品列为很有可能（ⅡA类）致癌的食物。

此外，长期食用粗糙和过硬的食物、进食太快不能进行充分的咀嚼等不良饮食习惯，都容易损伤食管黏膜上皮，诱发食管癌。

高盐饮食，包括咸菜、腌肉、咸鸭蛋等各类腌制食物，其中的硝酸盐和亚硝酸盐是诱发食管癌的重要因素，因为这些物质会在体内合成致癌性强的亚硝酸铵。

在太行山南段的河南、河北及苏浙沪地区的粮食和饮水中，亚硝胺类化合物含量显著增高，与当地食管癌和食管上皮重度增生的患病率呈正相关。

一项针对2017—2018年中国5个食管癌高发区441 857例个体开展的多中心横断面研究显示，饮用井水及地表水、频繁或长期摄取高盐饮食是诱发食管炎、低级别上皮内瘤变乃至高级别上皮内瘤变/食管鳞癌的普遍高危因素之一。

◎ 遗传因素

食管癌具有家族聚集现象，可能与同一家族成员具有相同的遗传背景有关，也可能是因为同一家族成员共同暴露于特定的环境因素。有研究者发现了多个食管鳞癌易感基因位点，这些位点与环境因素交互作用，影响食管癌的发生。

一项基于人群的大型病例对照研究显示，食管癌家族史与食管鳞癌患病风险之间存在密切关联。食管鳞癌的发病风险随着受影响的一级亲属数量的增加而增加。另外，父母双方都患有食管癌的个体食管鳞癌发病风险大幅度增加。

目前，全基因组关联研究已经确定了几十个食管癌的遗传易感位点。研究者对158例食管鳞癌患者进行综合基因组分析，最终确定了8个突变位点。其中，6个是已知的肿瘤相关基因，包括*TP53*、*RB1*、*CDKN2A*、*PIK3CA*、*NOTCH1*、*NFE2L2*，另外两个是新发现的*ADAM29*和*FAM135B*。

◎ 饮酒

饮酒会增加食管癌的发病风险。世界癌症研究基金会和美国国家癌症研究所发布的《2018癌症预防和生存报告》，共纳入6项研究进行Meta分析。结果显示，酒精的每日摄取量每增加10克，罹患食管鳞癌的风险就会增加25%。

国际癌症研究机构和世界癌症研究基金会已确定饮酒与食管鳞癌之间的因果关系。酒精之所以会增加患食管鳞癌的风险，是因为乙醇第一代谢物——乙醛，是Ⅰ类致癌物。口腔中的微生物也能代谢乙醇，产生乙醛，可促进酒精致癌。此外，含有乙醛的酒精饮料或其他食物，无须进行乙醇代谢，可造成乙醛直接暴露。烈性酒对食管黏膜造成的物理性刺激损伤，会直接在食管黏膜上留下瘢痕。

◎ 吸烟

吸烟人群食管癌的发病风险增高。2014年，关于烟草问题的《美国卫生总监报告》汇总分析了1964年以来的吸烟与食管癌研究，证明吸烟与食管癌之间存在因果关系。

1986年，国际癌症研究机构把烟草列为Ⅰ类致癌物质，与肺癌、食管癌、肝癌等多种癌症的发病和死亡均有关。烟草中含有多种致癌物，如亚硝胺、多环芳烃、苯并芘等物质，能随唾液或食物进入食管，久而久之攻击食管黏膜，引发食管癌。

◎ 口腔卫生状况

口腔卫生不良包括牙齿脱落、刷牙频率低、牙周健康不良等，也是引发食管鳞癌的潜在风险因素。严重的牙齿脱落使患食管鳞癌的风险增加1.5倍。口腔卫生不良与食管鳞癌之间相关性的机制可能包括：牙周疾病相关的炎症产生的远端影响；与口腔卫生不良和牙周病相关的微生物群可能产生如乙醛、活性硝酸盐以及亚硝酸盐前体——亚硝胺等次级代谢产物，这些都是与食管鳞癌相关的致癌物。

已有一些研究揭示了上消化道微生物群与食管鳞癌的关系。口腔乃至食管中微生物的丰度、多样性和精确组成，可能与食管鳞癌的发展相关。在中国，食管微生物丰度下降和唾液微生物多样性降低的人群可能更容易发展为食管鳞状上皮细胞不典型增生（食管鳞癌癌前病变阶段）。此外，中国学者高社干团队研究发现的一种重要的牙周炎病原菌——牙龈卟啉单胞菌，近年来被认为是食管癌的高危致病因素之一。牙龈卟啉单胞菌定植于人类食管上皮细胞，引起食管癌化疗耐受，并与食管癌较差预后显著相关。

◎ 胃反流可增加患食管腺癌的风险

食管腺癌与胃食管反流密切相关，尤其是当胃食管反流持续时间长、症状严重时。胃食管反流是由胃内容物（包括胃酸）反流至食管下段导致的一种疾病。反流物会

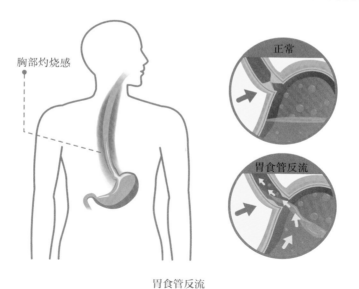

胃食管反流

刺激食管，且随着时间的推移，可能会影响食管下段上皮
细胞，导致巴雷特食管发生。受影响的细胞逐渐被异常细
胞取代，且可能发展为食管腺癌。使用松弛食管下括约肌
的药物可能会增加患胃食管反流的风险。当下括约肌松弛
时，胃酸可能向上反流至食管的下段。胃食管反流伴肥胖
会进一步增加患食管腺癌的风险。

四、哪些人
易得食管癌

　　目前，各国发表的食管癌筛查指南或专家共识对高危人群的判定标准并不统一。根据《中国早期食管癌及癌前病变筛查专家共识意见》的定义，年龄在40岁及以上且符合以下六点之一的为食管癌高危人群：①长期居住于食管鳞癌高发区的人群；②有上消化道症状，如恶心、呕吐、反酸、腹胀、胸疼等的人群；③一级亲属有食管鳞癌病史；④既往有食管癌癌前病变或疾病，如食管鳞状上皮异型增生、食管上皮内瘤变等的人群；⑤本人有头颈部肿瘤病史；⑥具有食管癌其他高危因素，如长期吸烟、有饮酒史、有不良饮食习惯（如进食快、喜热烫食物、高盐饮食、牙齿缺失、喜食腌菜类）的人群。

五、如何预防
食管癌

对食管癌防治有决定意义的包括一级预防（病因预防）和二级预防（早发现、早诊断、早治疗）。一级预防的目的是防止癌症的发生，了解病因和危险因素，并采取相应的预防措施，增进身心健康；二级预防则是防治初发疾病，包括阻断癌前发展和做好食管癌"三早"措施，使患者最大限度地恢复健康。

◎ 一级预防

目前，食管癌的确切病因尚未被阐明。既往的流行病学研究从生活习惯、营养因素、化学因素、药物因素、生物因素和其他外环境暴露因素方面对食管癌的病因学进行了大量探索，并发现了一系列影响食管癌发生发展的因素。食管癌危险因素主要包括吸烟、饮酒、烫食和饮品、腌制和霉变食物、水果蔬菜摄取不足、微量元素缺乏、非甾体抗炎药的使用、亚硝胺和多环芳烃暴露等，而体力活动和饮用绿茶是食管癌的保护因素。除了环境因素，遗传因素对食管癌的影响也不容忽视。目前，专家已经发现了一系列食管癌的易感基因位点，包括代谢酶基因、脱氧核糖核酸（deoxyribonucleic acid，DNA）修复等。此外，DNA甲基化、微小核糖核酸（microribonucleic acid，microRNA）以及蛋白表达水平等也可能与食管癌的发生有关。

总之，食管癌是多种环境因素与遗传因素相互作用，并经长时间与阶段演化形成的复杂疾病。食管癌的一级预防主要是有针对性地消除各种危险因素，所采取的措施有：戒烟限酒，改变不良生活习惯，加强体育锻炼，保持营养平衡，不吃热烫和高盐食物，多吃新鲜粮食、蔬菜和水果，保证肉蛋类食品的适量摄取；适当补充维生素C、β-胡萝卜素、维生素E、核黄素和硒复方营养素可以降低食管癌发病的风险；改善食物储存和加工方法，防止粮食发霉和减少腌制、发酵类食品摄取的比例；利用亚硝胺易被光解，能被水蒸气引带，并在漂白粉作用下可以被分解的理化特性，可对饮用水源进行晾晒和漂白粉消毒，减少从外界环境摄取亚硝胺；由于食管癌具有明确的家族聚集性，因此在我国有食管癌家族史的人群应作为高危险人群，通过加强监测和监控来预防食管癌的发生；长期处于忧郁、压抑、好生闷气等不良精神心理状态可削弱机体的免疫功能，而免疫功能的降低会使机体对癌的易感性增加，因此科学地疏导心理压力，保持健康的心理状态，是降低患食管癌风险的有效措施。

一项基于我国中部农村地区28万人的防癌认知研究发现，我国中部农村地区居民对癌症核心知识的知晓程度偏低，对癌症常见的危险因素、警示症状等知识的了解不够全面。针对食管癌高、低发区居民的防治知识调查显示，食管癌高发区的认知情况优于低发区，但食管癌防治知识的普及度仍较低。

◎ 二级预防

食管癌病理类型主要分为食管鳞状细胞癌（简称"鳞癌"）和食管腺癌两种。其中，腺癌是西方发达国家的主要发病类型，而鳞癌是发展中国家的主要发病类型，我国90%的食管癌患者为食管鳞癌。食管鳞癌的自然史明确，其病变规律是在致癌因素和炎症作用下，由正常轻度异型增生—中度异型增生—重度异型增生—原位癌，并继续发展成累及不同深度的浸润癌。食管癌防治的关键在于早发现、早诊断和早治疗，而筛查是实现食管癌"三早"的前提与基础。目前，采用内镜下碘染色以及指示性活检开展食管癌及癌前病变的检查，可确诊和定位轻、中和重度异型增生、原位癌、黏膜内癌等早期微小病灶，并进行定期随诊或微创治疗。

从20世纪70年代开始，我国在食管癌高发区开展筛查和早诊早治工作，并于2005年纳入国家重大公共卫生服务专项，目前已经覆盖29个省份及110个以上地/县级市。研究表明，在我国高发区实施的内镜下碘染色及指示性活检筛查方案，可以有效降低食管癌发病率和死亡率。2005—2015年，食管癌发病和死亡随访数据显示，与没有参加内镜筛查的人群相比，参加筛查和早诊早治人群的食管癌发病率和死亡率分别降低20%和37%。经过单次上消化道内镜筛查后，包括食管癌、贲门癌、胃癌在内的上消化道癌的发病率可降低23%、病死率可降低57%，证实在上消化道癌高发地区，仅通过单次上消化道内镜筛查即可有效降低发病率和病死率。一项对河北磁县4.5万余人长达10年的随访研究发现，与对照组相比，实施筛查方案可使干预组的食管癌累积发病率和累积死亡率分别降低33.6%和29.6%。对河南滑县5 632人的研究发现，在9年的随访中，内镜筛查可以使食管癌的发病率、死亡率分别降低47%、66%。

刘曙正等比较了河南林州261 908名筛查者与381 902名未筛查者的生存率，结果显示筛查组的5年和10年生存率（68.7%和58.0%）均高于未筛查组（40.8%和34.3%）。《专家共识》（2019年）推荐以群体普查与机会性筛查结合的形式进行食管癌筛查，对于食管癌高发地区，推荐筛查的目标人群每5年1次内镜普查，其他地区人群推荐先进行食管癌风险分层初筛。

虽然我国包括食管癌在内的上消化道肿瘤筛查和早诊早治项目已经取得了较好效果，但是从全国范围来看，上消化道内镜筛查总体情况仍不容乐观，存在早诊率低、规范化诊疗水平参差不齐、各级医疗机构技术、能力和服务效果差异较大等问题。因此，需要做好提高居民防癌意识、提高基层医务工作人员能力、长期进行筛查与早诊早治工作的质量监督与控制、建立健全制度等，以全面提高消化道癌的早诊率与医疗服务质量。

对于重度增生、原位癌和黏膜内癌等采取操作简单、痛苦小、恢复快、效价比高的内镜下黏膜切除或氩离子束凝固术等新的微创治疗手段，可使5年生存率达到86%～100%。特别是对重度异型增生采取内镜下微创治疗，可以有效切断目标人群癌变风险的主要来源，使食管癌的发病率下降2/3。

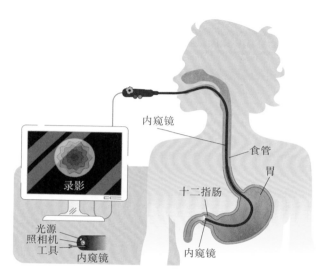

上消化道内镜筛查示意

　　总之，食管癌的二级预防应该从高危人群入手，在组织病理基础上开展多阶段（中度、重度不典型增生等）、多方式（化学预防、内镜下黏膜切除或氩离子束凝固术等）、多学科协作（流行病学、腔镜治疗及病理学等）的食管癌的综合防治。

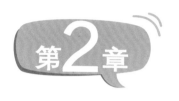

食管癌的早筛:

预警表现与早筛手段

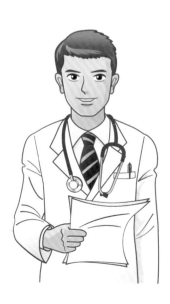

一、为什么要进行
食管癌早筛

　　食管癌具有高浸润性和淋巴结跳跃性转移的特点，早期症状隐匿，中晚期出现梗阻、病灶浸润及远处转移，严重影响患者的生活质量及预后，晚期患者5年生存率仅为30.3%。因此，开展食管鳞癌的筛查及早诊早治是目前提高食管鳞癌治疗效果的最有效途径。我国食管鳞癌的发病有明显的地区差异性，一定地域的绝对高发与周边地区的相对低发构成了我国食管鳞癌最典型的流行病学特征，对食

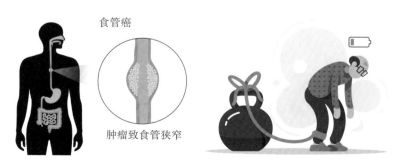

对高发地区食管癌患者的筛查工作能够有效降低食管癌的发病率和死亡率

管鳞癌的筛查，尤其是对高发地区食管鳞癌患者的筛查尤显重要。

◎ 食管癌早筛现状

为提高我国食管癌早诊早治水平，改善我国食管癌高发病率、高死亡率的现状，探索中国特色的食管癌筛查策略，我国多个学会先后制定了多部关于早筛及诊治的专家共识。食管癌及癌前病变的筛查越来越受到重视，筛查技术手段也不断进步，国内外学者因此开展了一系列高质量的研究，均取得了较好的社会效益。

中国医学科学院肿瘤医院（国家癌症中心）赫捷院士、魏文强教授团队统计了2016年我国食管癌的发病和死亡情况。2000—2016年，世界食管癌年龄标准化发病率年百分比变化为−4.6%，我国食管癌发病率同样呈下降趋势，为−4.2%。对不同年龄组的发病率分析显示，中青年组（＜40岁）的发病率下降幅度最大，食管癌年龄标准化发病率年百分比变化可达−10.8%。这表明经过近些年肿瘤学、消化内科学、内镜学、外科学、病理学、临床检验学、流行病学、循证医学、卫生经济学和卫生管理学等多学科专家不懈的努力，我国食管癌早筛工作初见成效。

◎ 食管癌早筛针对的人群

国内食管鳞癌流行病学调查显示，我国食管鳞癌发病主要集中在55～74岁，多项食管鳞癌高发区现场筛查研究均选择40～69岁人群作为高发区筛查对象。

根据国内高发区食管鳞癌相关危险因素流行病学的研究结果，按风险程度将其分为3组：一般风险人群、高风险人群和家族史不详人群。对于高风险人群和家族史不详者于40岁开始考虑进行食管鳞癌筛查，筛查截止于74岁；而一般风险者则于55岁开始，筛查截止于74岁。故推荐对于无症状人群，首先进行初筛，确立食管鳞癌不同风险人群，然后分别给予筛查方案。需要内镜筛查的目标人群包括：55～74岁的一般风险人群，40～74岁的高风险人群和家族史不详的人群。

① 食管鳞癌高风险人群

有以下任意一条者视为高危人群：①长期居住于食管鳞癌高发区；②一级亲属（父母、子女、同父母的兄弟姐妹）有食管鳞癌病史；③既往有食管病变史（食管上皮内瘤变）；④本人有癌症史；⑤长期吸烟史；⑥长期饮酒史；⑦有不良饮食习惯如进食快、热烫饮食、高盐饮食、进食腌菜者。

❷　一般风险人群

无上述任意1条者视为一般风险人群。

❸　极高发地区

目前，我国已经对食管癌高发地区的概念进行了专门的定义，即以县级行政区为单位界定食管癌高发地区。以2000年第五次全国人口普查数据各年龄段人口数为标准，年龄标化发病率＞15/10万为高发地区，年龄标化发病率＞50/10万为极高发地区。我国已在多个食管癌极高发地区开展目标人群的内镜普查，结果已经显示这样做具有较高的食管癌及高级别癌前病变检出率，且符合卫生经济学中的"成本—效果"原则。

❹　低发地区

而对于其他食管癌相对低发地区，人群普查需要耗费巨大医疗及社会资源，筛查难以实现而且效率低下，因此建议机会性筛查与人群普查相结合；可先行调查问卷筛查，具有高风险时可行内镜筛查，以期在内镜筛查前通过初筛鉴定出真正的高风险人群，在尽量减少漏诊的情况下提高内镜筛查检出率和筛查效率。

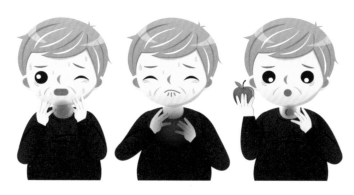

食管癌高风险人群应积极参加早期筛查

◎ 食管癌早筛的目标

食管癌筛查主要是为了发现早癌及癌前病变，尽早治疗，以降低该人群死亡率和发病率，达到早诊早治的目的，因此应将早期食管癌和高危癌前病变作为筛查的主要目标。

① 早癌

早期食管鳞癌是指局限于食管黏膜层的鳞状细胞癌，不论有无淋巴结转移。

② 癌前病变

癌前病变是指可以发展为癌的一种病理变化。食管鳞癌的癌前病变主要指食管鳞状上皮细胞的异型增生，世界卫生组织现称其为上皮内瘤变，被定义为细胞形态、大小、结构异常，包括多形细胞以及深染的核分裂象，细胞幼稚并出现异型有丝分裂、细胞正常极性消失。根据细胞异型增生的程度和上皮累及的深度分为低级别上皮内瘤变和高级别上皮内瘤变。其中，低级别上皮内瘤变指异型细胞局限在上皮下1/2以内，高级别上皮内瘤变指异型细胞累及上皮下1/2及以上。

对早期食管鳞癌及癌前病变进行内镜下治疗具有简便、创伤性小、并发症少、住院时间短、疗效与外科手术相当等优点。肿瘤的治疗旨在根除治疗，达到临床治愈的效果，故对早期食管鳞癌，在选择内镜治疗时要严格把握其适应证及禁忌证。适应证的原则是没有淋巴结转移的可能，在选择治疗方案之前对患者的病情进行综合、详尽的评估至关重要，包括病变的性质、大小、个数等。

二、早筛手段
有哪些

◎ **调查问卷（筛选高危人群）**

基于高危因素的问卷调查，主要是依据病因学、危险因素，能较有把握地将高危人群筛选出来。这是一种简单而经济的筛查方法，推荐通过问卷初筛确立高风险人群，再进一步行消化内镜等筛查，进而发现食管鳞癌癌前病变和早期食管鳞癌患者。问卷调查主要包含7个内容。

① 年龄

既往研究数据显示，我国食管鳞癌发病主要集中在55～74岁。多项食管鳞癌高发地区筛查研究均选择40～69岁人群作为高发区筛查对象。因此，处于此区间的人群应进行食管癌的筛查。

❷　居住地

某些地区的人群患食管癌的风险显著高于正常水平，应列入筛查目标人群。我国食管癌发病率地区差异性显著，高发区与周边的相对低发区形成鲜明对比，构成我国食管癌最典型的流行病学特征。食管癌最密集区域位于河北、河南、山西三省交界的太行山南侧，尤以磁县最高，年龄标化发病率超50/10万；在秦岭、大别山、川北、闽粤、苏北、新疆等地也有相对集中的高发区。即使相邻县区，食管癌发病率也可能存在巨大差异，因此建议以县级行政区为单位界定食管癌高发地区，年龄标化发病率大于15/10万者为高发地区，年龄标化发病率大于50/10万为极高发地区。

❸　饮食因素

既往研究结果证实，饮食不规律，食用腌制、霉变食品，喜烫食，高盐饮食，进餐速度快等会增加食管癌的发病风险。

❹　遗传因素

食管癌有家族聚集性，可能与患者具有共同的遗传背景有关，也可能是因为患者及其家属共同暴露于特定的环境因素。一项基于人群的大型病例对照研究显示，食管癌家族史与发病风险之间存在密切关联，食管鳞癌的发病风险也随着患病一级亲属数量的增加而增加。另外，父母双方都患有食管癌，其发病风险大幅度增加。

❺ 食管癌前疾病与癌前病变

食管癌前疾病指与食管癌相关并有一定癌变率的良性疾病，包括慢性食管炎、巴雷特食管、食管白斑症、食管憩室、贲门失弛缓症、反流性食管炎、各种原因导致的食管良性狭窄等。癌前病变指已证实与食管癌发生密切相关的病理变化。食管鳞状上皮内瘤变（异型增生）与鳞癌发生密切相关，属癌前病变；巴雷特食管相关上皮内瘤变（异型增生）则是腺癌的癌前病变。

❻ 饮酒

既往有一篇循证医学分析，共纳入18篇探索食管鳞癌和饮酒关系的研究。其中，8项研究来源于亚洲人群，8项研究来源于欧洲人群。结果显示，在欧洲人群中，每周酒精摄取量＞200克者的食管癌发病风险是不饮酒者的4.65倍；在亚洲人群中，每周酒精摄取量＞200克者的食管癌发病风险是不饮酒者的5.80倍。

❼ 吸烟

廖震华等对1993—2008年发表的25项研究进行了循证医学分析。结果显示，每日吸烟量1～9支、10～19支和≥20支者的食管癌发病风险分别是不吸烟者的1.36倍、1.38倍和3.53倍；吸烟年限为20～29年、30～39年和≥40年者的食管癌发病风险分别是不吸烟者的1.78倍、1.89倍和2.15倍。

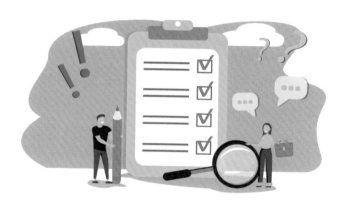

基于高危因素的问卷调查是食管癌早期筛查的重要手段

◎ 拉网细胞学

因传统拉网细胞学检查的灵敏度偏低且缺乏高级别证据的支持，目前已经不推荐使用传统机械球囊和充气球囊拉网细胞学检查作为食管癌早期筛查的手段。

食管新型细胞收集器是一种新型食管细胞学采样装置。与传统拉网细胞相比，其采样具有更高的成功率。2018年发表的系统评价结果显示，新型细胞收集器在巴雷特食管筛查与检测、食管鳞状上皮异型增生检测、嗜酸性食管炎的检测及食管良性疾病的评估方面都有显著效果，且患者的接受度普遍较高。食管新型细胞收集器筛查食管鳞癌及癌前病变的研究起步较晚，但发展迅速。近期，中国团队改良了食管细胞收集器形状，实现单次平均细胞采集数量超过600万个，安全性和患者耐受性良好；并研发了人工智能辅助细胞诊断系统，在社区筛查人群中评价灵敏度达90%、特异度达93.7%，充分显示了其在我国高发地区人群筛查中的应用前景。

◎ 内镜

① 普通白光内镜

食管黏膜病灶有6种状态：①红区，即边界清楚的红色灶区，底部平坦；②糜烂灶，多为边界清楚、稍凹陷的红色糜烂状病灶；③斑块，多为类白色、边界清楚、稍隆起的斑块状病灶；④结节，直径在1厘米以内，隆起的表面黏膜粗糙或糜烂状的结节病灶；⑤黏膜粗糙，指局部黏膜粗糙不规则、无明确边界的状态；⑥局部黏膜上皮增厚的病灶，常遮盖其下的血管纹理，显示黏膜血管网紊乱、缺失或截断等特点。内镜医师应提高对上述特征的认识，在检查时注意观察黏膜的细微变化，锁定可疑区域是开展后续精查的基础。

❷ 色素内镜

将各种染料散布或喷洒在食管黏膜表面，使病灶与正常黏膜在颜色上形成鲜明对比，能更清晰地显示病灶范围，便于进行指示性活检。色素内镜常用染料有碘液、甲苯胺蓝等，可单一染色，也可联合使用。

❸ 食管超声内镜

内镜下超声技术有助于显示肿瘤浸润的深度，对于肿瘤（tumor，T）分期诊断比较重要。高频探头对于区分浸润至黏膜层或黏膜下层的准确率可达75%～95%；内镜下超声对于食管癌淋巴结分期的诊断准确率为68%～86%；对于可疑淋巴结，行食管超声内镜引导下细针穿刺活检术，可以明显提高食管癌淋巴结转移情况的判定准确率，可达90%以上。

④ 放大内镜

放大内镜是在普通内镜的前端配置一个可调焦距的放大系统，可将食管黏膜放大几十甚至上百倍，有利于观察组织表面显微结构和黏膜微血管网形态特征的细微变化，尤其是在与电子染色内镜相结合时，对黏膜特征的显示更为清楚，既可以提高早期食管癌诊断的准确性，又能指导治疗方式的选择。

⑤ 电子染色内镜

电子染色内镜包括窄带成像技术、内镜智能分光比色技术、高清智能电子染色内镜等。在相同的内镜检查时间内，电子染色内镜对病变诊断的敏感性要明显优于白光内镜，并且可避免过多活检而影响内镜下的治疗。

⑥ 共聚焦激光显微内镜

共聚焦激光显微内镜可将组织放大至1 000倍，从微观角度显示细胞和亚细胞结构，在无须活检的情况下即可从组织学层面区分病变与非病变区域，实现"光学活检"。共聚焦激光显微内镜可实时提供早期食管癌的组织学图像，且精确度较高，省去了病理活检步骤，大大缩短了诊断时间。利用共聚焦激光显微内镜三维重建技术对食管鳞状上皮表面成熟度进行评分，可有效区分鳞状上皮内瘤变与非肿瘤上皮。

❼ 自发荧光内镜

自发荧光内镜可将正常组织与病变组织自发荧光光谱间的差异转换为成像颜色的差异，从而加以区分。但其对设备要求较高，检出食管鳞状上皮异型增生的敏感性和阳性预测值较低，目前临床应用较少。

早期食管癌的内镜精查应以普通白光内镜检查为基础，全面细致地观察食管的各个部分。根据各医院的设备状况和内镜医师经验，综合使用电子染色内镜、放大内

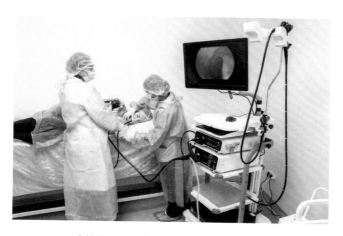

内镜检查应贯穿食管癌诊断和治疗全阶段

镜、共聚焦激光显微内镜等特殊技术，可进一步突显早期食管癌的内镜下表现，并有助于了解病变范围、浸润深度和病理类型，指导治疗方案的选择。

◎ 影像学检查

① X射线检查

如果患者吞咽困难，可进行食管钡餐X射线检查，观察食管的蠕动状况、管壁的舒张度、食管黏膜改变程度、食管充盈缺损和梗阻程度。X射线检查是既简便又实用且容易被人接受的常规检查方法，同时对肿瘤的定位定性有较大帮助。但食管钡餐检查不能对食管癌进行分期，特别是无法判断局部浸润的范围、是否有局部淋巴结转移以及远处转移。

② CT/磁共振成像

发生食管癌时，在CT上可观察到管壁成环形或不规则增厚。CT还可显示食管癌病灶大小、肿瘤外侵范围及程度，对肿瘤的分类和分期、术前判断手术切除的可能性、预后的评估均有帮助。CT是发现食管癌转移的最佳影像方法。磁共振成像对食管癌的诊断价值与CT相仿。

❸ PET-CT

正电子发射计算机断层显像（position emission tomography，PET-CT）在检出食管癌转移方面比传统影像检查方法更加准确。例如，传统影像检查诊断为可切除食管癌，通过PET-CT检查发现其中20%的比例存在远处淋巴结和器官的转移。同时，PET-CT可应用于食管癌的临床分期、疗效评价、术后复发检测及预后判断等方面，但不常规推荐用于食管癌早期筛查。

◎ 人工智能

近年来，人工智能技术发展突飞猛进，在肿瘤领域更是得到了广泛的应用。人工智能是研究、开发用于模拟、延伸和扩展人的智能的理论、方法、技术与应用系统的交叉学科。在食管癌筛查方面，现阶段仍以内镜检查为主，但由于早期食管癌及癌前病变形态学不明显、内镜医师诊断水平差异较大、我国内镜诊疗技术发展不均衡等，人工智能辅助消化内镜检查可以提高早期食管癌及癌前病变筛查的准确性及特异性。

中国医学科学院肿瘤医院王贵齐教授构建的早期食管

癌及癌前病变的人工智能辅助诊断模型——YOLOv5l模型，在多种内镜模式下诊断早期食管癌及癌前病变中，具有较高的准确度，可以辅助低年资内镜医师提高诊断准确率、减少漏诊，提高了内镜检查质量。

上海长海医院李兆申院士改良了传统"食管拉网细胞学"，研制出适合我国人群的食管新型细胞富集装置，创新性地应用人工智能辅助筛查技术，对采集到的食管细胞进行自动化、智能化识别，进一步提升了诊断速度和敏感性。食管新型细胞筛查技术操作简单，3分钟完成取样，整个过程无须麻醉、插管，无痛无创；适用于胃镜前早期筛查，助力食管癌人群筛查。李兆申院士团队进一步在社区筛查人群中，对上述新方法的可行性和准确性进行了验证。结果显示敏感性达90%、特异性达93.7%，并能减少92.5%的非必要胃镜检查，96.1%的受试者对新筛查方法具有良好的接受度，在高发地区和高危人群食管癌筛查中具有良好的应用前景。未来新型食管细胞筛查系统将进一步应用人工智能筛查技术，基于多维度大数据，建立多因子定量分析的消化道疾病风险预测系统，可以检测出形态未改变但细胞核异常的早期病变，提高食管早癌以及癌前疾患（包括癌前病变、食管炎、食管黏膜白斑、溃疡等）诊断的敏感性。

◎ 标志物

传统的食管癌筛查手段主要以内镜为主，但内镜检查是侵入性检查，多数人不适感强、接受度较低。随着液体活检技术的发展，癌症的早筛、早诊出现了许多突破性进展。液体活检是通过高通量测序、聚合酶链反应（polymerase chain reaction，PCR）技术等手段检测血液中极微量的循环肿瘤细胞、循环肿瘤DNA和外泌体等分析物，拥有灵敏度高、特异性高、依从性好等优势，可以用于食管癌早期筛查。液体活检操作简便、检测速度快，可以重复性获取样本进行高频率监测，能够显著降低成本并减少患者的创伤和风险。尽管目前液体活检在食管癌中并没有早筛标准，《中国食管癌筛查与早诊早治指南》也不推荐生物标志物检测用于食管癌筛查，但仍不影响其在食管癌早期检测方面具有的应用价值和探索价值。这些新型检测方式有望为食管癌早筛带来革新。

① 肿瘤标志物检测

食管癌肿瘤标志物是由癌细胞分泌或脱落到体液或组织中，或宿主对体内新生物反应而产生并进入体液或组织的物质。这些物质可以通过现代医学检测技术检测出来。常用于检测与食管癌有关的血液肿瘤标志物，包括鳞状细胞癌

抗原（squamous cell carcinoma antigen，SCCAg）、癌胚抗原
（carcinoembryonic antigen，CEA）、糖类抗原19-9（carbohydrate
antigen 19-9，CA19-9）、肿瘤基因p53抗体（p53-Ab）、肿瘤特
异性生长因子（tumor specific growth factor，TSGF）。

❷ 循环肿瘤DNA甲基化检测

食管癌病变过程是一个多基因变异累积的复杂过程。
在其发生发展过程中，细胞形态学改变之前就已经发生了
基因结构或者功能的改变，这就包括了多种癌基因和抑癌
基因的异常甲基化。那么，是否可以用检测DNA分子的改
变来进行筛查，实现形态改变之前就筛选出来呢？食管癌
细胞与正常食管上皮细胞的DNA甲基化模式有显著差别，
其异常的DNA甲基化修饰通常发生在早期，且DNA甲基
化比较稳定，需要受到外界环境持续刺激才会发生改变。
另外，已有研究结果显示，可以在血液里通过游离的DNA
找到DNA的甲基化，这表明可以用DNA甲基化作为筛查
指标。林东昕院士团队研究揭示了甲基化CpG位点的诊断
和预后在食管鳞状细胞癌中的临床转化应用价值，为进一
步开发非侵入性癌症检测方法的靶向甲基化测定奠定了基
础，也是肿瘤精准医学领域的又一重要突破。

博尔诚（北京）科技有限公司设计开发的MT-1A/Epo/

Septin9基因甲基化检测试剂盒，为国内首款通过抽血实现食管癌辅助诊断的产品。该产品特色性的3个基因均在食管癌表现出明显的甲基化升高，能够很好地区分食管癌与良性疾病，临床灵敏性和特异性远高于传统肿瘤标志物。中国医学科学院肿瘤医院赫捷院士团队、空军军医大学樊代明院士团队、河南省肿瘤医院陈小兵教授团队等6家医院共同开展的、共计1 326例临床样本的多中心验证结果显示，该产品的整体灵敏性为80.39%、特异性为91.07%，对检测Ⅰ期食管癌的灵敏性高达72.93%。该产品的创新性标志物和检测技术已获国内发明专利和日本专利合作条约（patent cooperation treaty，PCT）授权，且荣获2022年"肿瘤标志物及中西医结合诊疗创新技术评选"一等奖。

此外，哈尔滨医科大学张艳桥教授团队申请的专利"食管癌基因甲基化检测引物探针组合及其试剂盒与应用"，以癌症诊断、早期筛查以及预后的重要生物指标DNA甲基化异常作为检测对象，通过检测食管脱落细胞、外周血的基因甲基化状态，可实现无创检测；同时，采用数字PCR技术，可在微反应单元内高效灵敏地完成目标核酸片段的PCR扩增，获取荧光信号进行统计学分析，彻底摆脱对标准曲线的依赖而直接给出靶序列的拷贝数，提高实验结果在批内和批间的稳定性，实现对起始样品的绝对定量，还可提高核酸检测方法的灵敏度，有效减少假阴性的出现，从而实现食管癌的早期筛查。

❸ 循环微生物DNA检测

近年来，基于循环微生物DNA开发的癌症检测工具，在多个实体瘤筛查的基础研究中大放异彩。研究发现，食管腺癌患者具有独特的血液循环微生物DNA特征，并且开发了基于循环微生物DNA的食管腺癌诊断和预后评估的宏基因组工具，该工具检测性能优异。研究表明，循环微生

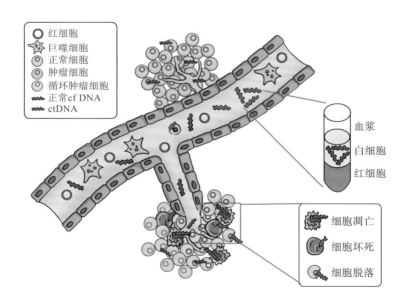

肿瘤早期筛查利器——叶绿体 DNA（chloroplast DNA，ctDNA）

注：cfDNA是循环游离（circulating free）DNA的简写。

物DNA具有作为食管腺癌的早筛早诊、预后生物标志物和干预靶点的潜力，未来或可成为潜在的治疗靶点。

❹ 微小RNA（microRNA，miRNA）检测

小RNA（miniRNA，miRNA）是一类长度为20～25个核苷酸的非编码RNA，能通过转录干扰或抑制翻译，调节基因表达。由于结构稳定以及在血清中表达丰度高，miRNA有成为肿瘤无创生物标志物的潜力。中国国家癌症中心的刘芝华教授团队研究发现了一种基于8个高表达的miRNA液体活检技术，可用于食管鳞癌的早期检测。miRNA诊断模型能够识别高级别的食管鳞状上皮内瘤变患者，可用于早期检测高风险的食管鳞癌癌前病变，相比于传统血清标志物具有卓越的诊断性能，而且经济便捷，具有强大的临床应用价值。

中国医学科学院肿瘤医院宋咏梅、詹启敏和吕宁领衔的研究团队发现了一种可以预测T1期食管鳞状细胞癌患者的淋巴结转移风险的液体活检标志物——血清miR-20b-5p，还基于miR-20b-5p和病理诊断构建了全新的风险分层模型，为T1期食管鳞状细胞癌患者的微创或无创诊断提供了新的标志物，为食管癌的诊断和治疗提供了新思路。

三、食管癌
有哪些警告症状

❶ 食管通过缓慢并有滞留感或哽咽感

食管癌患者常有食管通道狭窄，食物下咽困难并有停留的自我感觉。这些症状只出现在下咽食物时，进食之后即行消失，且与食物的性质没有关系，甚至在饮水时也有相同的感觉。

❷ 食管内有异物感

食管癌患者会感觉到食管像有异物一样，感觉食物黏附在了食管上，或者疑为误将异物吞下而存留在食管内，有类似米粒或者蔬菜碎片贴附在食管上，吞咽不下，既无疼痛也与进食无关，即使不作吞咽动作，也仍有异物存在的感觉。异物感的部位多与食道癌的病变位置相吻合。

❸　进行性吞咽困难

食道癌最明显的症状是在吞咽的时候，会出现哽噎的感觉。随着病情的发展，症状会越来越明显，常表现为局部小范围食管黏膜充血、肿胀、糜烂、表浅层溃疡和小斑块病变，当食物通过时，就会出现吞咽不适或吞咽不顺的感觉。如病情再进一步发展，就会出现哽噎感，多半是在吞服类似烙饼、干馍或其他不易彻底嚼碎的食物时，才能出现。自然病程由不能下咽固体食物，发展至液体食物也不能下咽。

❹　胸骨后疼痛

这种表现在早期食道癌患者中比较多见。常在咽下食物时，胸骨后有轻微疼痛，并能感觉到疼痛的部位。疼痛的性质可为烧灼样痛、针刺样痛、牵拉摩擦样痛。

疼痛的轻重与食物的性质有关，吞咽粗糙、热食或有刺激性的食物时，疼痛比较重；吞服流质、温热的食物时，疼痛比较轻。咽食物时疼痛，进食后又有所减轻甚至消失。这种症状大多可用药物治疗，暂时获得缓解。但数日或数月后，病情又会复发，且反复出现，存在较长时间。

❺　声音嘶哑

迷走神经发出的喉返神经分布于喉部的肌肉，参与支配正常发声。任何原因引起的喉返神经损伤都可以引起声音嘶哑。一旦发现声音嘶哑，一定要到医院就诊，明确嘶哑的原因。

食管癌病变本身以及转移到淋巴结都可以直接侵犯或者压迫喉返神经，引起声音嘶哑。所以，出现了声音嘶哑，要考虑到食管癌的可能，并完善相关检查，发现可能的病变。

❻　消化道症状

有消化系统症状的人群更容易患食道癌，如胃食管反流、黑便、呕血等。这是因为不良症状长期刺激食道，会导致食道细胞在增殖过程中受到致癌物质的影响而发生癌变。因此，有消化道症状的人，其发病风险会比一般人高。

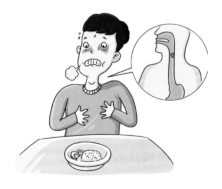

哽噎、异物感、吞咽困难，应警惕食管癌

四、食管癌高发
地区的早筛

◎ 极高发地区的早筛范围

高发区主要集中在太行山脉附近区域，包括河南、河北、山西、山东（泰安、济宁、菏泽）、安徽、江苏苏北区域。太行山区的发病率为53/10万，而河南林州市（林县）的发病率为67.26/10万。流行病学特点为以高发区为中心，周围辐散地区自然发病率逐渐降低。了解该地区食管癌的发病率及分布规律，有利于食管癌的早期发现、早期诊断、早期治疗。

我国将食管癌极高发地区定义为年龄标化发病率＞50/10万的地区，如山西阳城县、江苏扬中市和河北磁县等。2014年，山西阳城县男性食管癌发病率高达110.74/10万、江苏扬中市为92.23/10万、河北磁县为89.98/10万，远高于全国发病率。河南林州及其毗邻的辉县、安阳、磁县等是世界上食管鳞癌发病率和死亡率最高的地区之一。

其他高发区域与中原移民有关，包括四川南充、盐亭，广东汕头，福建福州等地区，并与饮食习惯、生活环境明显相关。

◎ 极高发地区的早筛方法

鉴于高发区的食管癌发病风险呈现与非高发人群显著不同的性别差异与危险因素框架，对于食管癌极高发地区人群的筛查应更为普及，推荐对筛查目标人群每5年进行1次内镜普查。对于其他地区，推荐对目标人群进行食管癌风险分层初筛，对高风险个体每5年进行1次内镜筛查。对筛查发现的低级别上皮内瘤变（轻、中度异型增生），病变长径＞1厘米或合并多重食管癌危险因素者建议1年进行1次内镜随访，其余患者可2～3年进行1次内镜随访。

◎ 极高发地区的早筛效益

我国食管鳞癌人群早筛始于20世纪60年代的河南林县等高发区。在极高发地区——河北磁县的早筛中发现，40～69岁人群终生进行1次内镜的筛查法可显著降低食管癌累积死亡率和发病率，并符合卫生经济学的"成本—效果"原则。这是目前国际上唯一有高质量证据支持的食管癌人群筛查策略。在对山东省济宁市的1 000例健康查体人群进行的食管癌早期筛查中，首先对所有患者进行CT检查，对高度怀疑有食管病变的患者行内镜检查并取活检做病理诊断，分析各级别食管病变检出率情况及其在年龄、性别的分布。结果显示在1 000例患者中，食管基底细胞增生、异型增生、黏膜内癌、黏膜下癌、浸润癌的检出率分别为4.10%、5.90%、0.60%、0.90%、0.80%，食管癌的检出率为2.30%。

以2005—2009年中国食管癌高发区河南林县、河北磁县和山东肥城自然人群队列为基础、以40～69岁年龄组为目标人群进行研究，建立了食管癌筛查风险、患病风险、预测模型及风险自查表，建议在食管癌筛查前，对人群进行患病风险评估与初筛，有限选择男性、高龄、有肿瘤家族史等高危人群进行筛查。

探索基于个体化食管癌风险评估的"精准筛查"已经成为防控食管癌发展的方向，开发精准的风险预估模型、有效的液体活检技术，不仅可以节省稀缺的卫生资源，还可减少不必要的筛查风险。

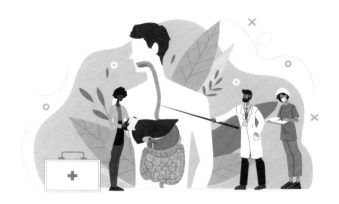

"精准筛查"已经成为防控食管癌发展的新方向

第3章

食管癌的诊断：
病理诊断是"金标准"

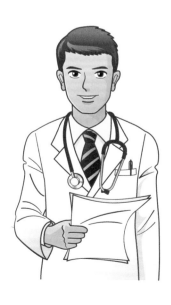

一、食管癌的
临床症状和体征

◎ 常见症状

① 临床症状

食管癌的典型临床表现为进行性吞咽困难，主要出现在食管癌中晚期。早期食管癌症状常不明显，主要表现为进食固体食物时，有哽噎感、胸骨后烧灼感及针刺样或牵拉样的疼痛感、食物缓慢通过的滞留感等。这些症状初发时较轻，且呈间歇性发作；随着疾病的进展，中晚期时出现进行性吞咽困难，严重者连进软食及饮水都困难。

② 早期食管癌的症状

早期食管癌又称原位癌和早期浸润癌，是指病变位于黏膜层或黏膜下层，未侵及肌层，且不伴有淋巴结和远处转移，按国际抗癌联盟肿瘤淋巴结转移（tumor lymph nodes metastasis，TNM）分期属于0～Ⅰ期。这时的患者大部分会出现进食时哽噎感、食管内异物感、剑突下或胸骨后疼痛感、咽喉部紧缩感、食物通过缓慢并有滞留感等不同程度及类型的自觉症状，多呈间歇性反复出现，可持续数月至数年。因症状轻微，易被患者及医生忽略，因此延误了最佳诊疗时期。

（1）吞咽食物哽噎感

在早期食管癌患者中，出现进食后哽噎感的患者占50.6%～63%。大多数患者首次有上述症状是在吞咽馒头、包子等食物时突然出现，饮水后可缓解，也可自行缓解，主要累及喉部、食管上段，这多与实际病变位置有关。食管的弹性主要是来自肌层中的弹力纤维，而早期食管癌主要累及黏膜及黏膜下层，未累及食管壁肌层，故仅有哽噎的感觉，而不影响食物的下咽。因此，该症状的发生不是由食管的器质性改变引起的，而是与癌变部位的炎症水肿、食管的痉挛等食管的功能性改变有关。这一症状出现后，常可自行消失，但在一段时间后会再次出现，且间隔时间可能会缩短，并且症状逐渐加重。

（2）胸骨后、剑突下及上腹部疼痛

食管癌患者中约有一半会出现疼痛。其中，咽下痛或胸骨后疼痛占48.5%～48.8%，剑突下或上腹部疼痛占

11.8%～20.0%。主要表现为烧灼感、针刺样或牵拉样疼痛，多在大口吞咽硬食、热食或辛辣刺激食物时加重，在缓慢进流食、半流食及温热食物时减轻。大多数患者自诉在进食第一、二口食物时会出现疼痛，而后会逐渐减轻至消失。疼痛在疾病初期较轻微且持续时间较短，后逐渐加重且持续时间越来越长。该症状主要出现在溃疡型食管癌患者中，由于该类型病变主要表现为黏膜糜烂和浅溃疡。当粗糙或有刺激性的食物接触糜烂面时，就会出现不同程度和性质的疼痛，且多与病变部位、糜烂程度相一致。

（3）食管内有异物感

早期食管癌患者中有15.3%～21.0%的人自诉食管内好像有异物，既无法吐出，又无法吞咽，严重者甚至无法进食。发生的部位多与食管病变部位相一致，也可能与肿瘤刺激食管深层的神经丛有关。

（4）咽喉部干燥与紧缩感

约有30%的患者常主诉咽喉部干燥发紧，或形容为颈部发紧，吞咽食物不利。这可能由咽部炎症及食管病变引起的咽部腺体分泌减少及食管收缩所致。

（5）食物通过缓慢并有滞留感

约有14%的患者在吞咽食物时，自觉食物通过缓慢并有滞留感，尤其在大口吞咽时症状明显，在小口吞咽及进流食时症状减轻。该症状的产生可能是由于肿瘤累及食管壁，从而影响食管收缩障碍。

　　总之，大多数的早期食管癌患者都会有一定的临床表现，可能只出现一种，也可能同时出现多种，可持续出现，也可间断出现。这些症状与早期食管癌的病理类型有关。比如，隐伏型症状较轻，糜烂型常伴有进食时疼痛感，斑块型及乳头型容易出现进食后哽噎感及异物感。了解早期食管癌的常见自觉症状，在出现上述症状时早就医、早诊断、早治疗，对于提高治愈率、改善预后及生存质量具有重要的临床意义。

❸　中、晚期食管癌的症状

　　中、晚期食管癌属国际TNM分期中的 Ⅱ～Ⅳ 期，大多有典型的临床症状，诊断较早期食管癌容易。

（1）吞咽困难

　　中晚期食管癌的患者大多数以进行性吞咽困难为主诉就诊。该症状也是中晚期食管癌最典型的临床表现，在疾病的发生发展中持续时间较长。正常的食管壁内含有较多的弹性纤维，因此具有良好的弹性，可以允许咀嚼良好的固体食物顺利通过。当癌组织累及食管周径的一半以上或食管的全周时，患者会出现明显的吞咽困难。

在早期，患者间断性出现吞咽困难症状且较轻，在大口吞咽、快速进食、进硬食时加重，在进流食或半流食时减轻。随着疾病的发展，吞咽困难呈持续性并进行性加重，从进普食时发生困难，需缓慢进食且汤水送服；到进软食也困难，患者需通过细嚼慢咽，增加饮食次数，改变体位等措施以进食；最后，进流质食也有困难，常出现梗阻症状。这些吞咽困难的患者约占2/3，而另外1/3的患者即使到了晚期吞咽困难也不严重，这也常引起食管癌误诊。

进行性吞咽困难出现的原因有4个：①可能是因为癌组织累及范围较小，未受累及部分的食管仍具有扩张性，可允许液体及直径小的食物通过；②吞咽困难的程度与食管癌的临床病理类型有关——缩窄型及髓质型较蕈伞型、溃疡型更容易出现吞咽困难；③吞咽困难还与疾病的发生发展密切相关，比如，当食管病变局部有炎症、充血、水肿时，吞咽困难会加重；当癌组织坏死、脱落后，管腔扩大，吞咽困难会减轻；当病变部位狭窄的管腔被食物堵塞而发生梗阻时，经食管扩张术及对症处理后，症状可缓解；④吞咽困难的程度与病变位置也有关，例如，与颈段食管癌相比，下段食管癌更容易出现吞咽困难，因为颈段食管癌可引起正常吞咽动作失调，故哽噎感出现较早，且咽下时食物易反流入气管，引起呛咳。

总之，吞咽困难是中、晚期食管癌患者最重要的临床症状，且阻塞感的位置往往与病变部位有关。吞咽困难在整个疾病发展过程中时轻时重，呈波浪式发展，但减轻或加重并不能表示病变真正好转或恶化。把吞咽困难的出现时间当作食管癌的发病时间，或单纯用吞咽困难的轻、重程度表示病变的分期，都是不恰当的。

（2）呕吐沫状黏液

正常唾液腺产生的唾液大部分会被咽到消化道内，但是食管癌变会导致分泌物增多。当食管癌患者，尤其是晚期食管癌患者出现食管狭窄、梗阻时，无论是食物、水还是唾液，都无法通过食管进入胃部。此时产生的液体、分泌物就会积存在食管肿瘤上方，刺激食管逆蠕动而吐出。这多在进食梗阻时发生，也可进食即吐，严重者终日不停呕吐。呕吐物为蛋清样沫状黏液，稀者夹杂着较多的泡沫，或混有食物残渣及陈旧血迹，少数有脱落坏死的肿瘤组织；黏稠者可呈丝状连绵不断。每日吐出量可达2 000毫升。

（3）疼痛

约20%的食管癌患者，特别是溃疡型、髓质型伴有溃疡的晚期食管癌患者，常在进食时出现胸骨后或后背部疼痛。疼痛的性质可为持续性钝痛、隐痛、烧灼痛、刺痛，伴或不伴有沉重感。疼痛的部位与病变部位相关，疼痛的程度与食物的温度、软硬等有关。发生疼痛的原因一般多为晚期癌组织外侵，引起食管周围炎、纵隔炎，甚至累及邻近器官、神经及椎旁组织和转移灶压迫胸腔等。若食管癌患者突然出现胸骨后疼痛、呼吸困难、发热、呕吐咖啡样或血性物，应该警惕食管穿孔的发生。

（4）转移灶症状和体征

1）颈部肿块：晚期食管癌远处转移的常见体征，少数的食管癌患者因颈部肿块就诊，最常见的部位是锁骨上窝。肿块一般为无痛、质韧、活动度差、呈进行性肿大，扪之呈分叶状，可对周围组织产生压迫症状。

2）声音嘶哑：癌肿或其转移灶侵及或压迫喉返神经，可以导致声带麻痹而引起声音嘶哑。轻者音调失常，继之声音嘶哑；重者发音困难，甚至失声。

3）压迫症状：当肿瘤细胞累及颈交感神经节时，则会发生颈交感神经综合征（又称为霍纳氏综合征）；当迷走神经受累时，会导致心率加快；当侵犯臂丛神经时，可出现臂部酸困，上臂不能上举，由肩部向手指放射性疼痛以及局部感觉异常等；当膈神经受累时，会引起膈肌持续性痉挛，引起呃逆，严重者会使膈肌麻痹；当压迫上腔静脉，会出现呼吸困难、面颈部肿胀等上腔静脉综合征的症状；当侵及胸膜、脊柱，会使胸背部疼痛加重，严重者无法行走。

4）转移至肝、肺、脑等实质性脏器：当肿瘤细胞累及肝时，会出现肝功能异常、黄疸、腹水；累及肺时，会出现咳嗽、咳痰、呼吸困难等症状；转移至脑时，会出现头晕、头痛、恶心呕吐、肢体活动不利，严重者可出现昏迷。除此之外，转移至其他器官或部位均会出现相应的症状和体征。

（5）呛咳

当高位食管癌侵犯喉返神经时，食物进入气道内后易引起呛咳和呼吸困难；当肿瘤呈持续性、浸润性生长，并累及气管、支气管后，会形成食管—气管瘘或食管—纵隔瘘，进食后食物进入气道或纵隔内，易引起呛咳或发热。

（6）食管出血

一方面肿瘤侵犯大血管时，会出现呕血或者便血，严重者会导致失血性休克甚至死亡；另一方面癌组织坏死、破溃，也会引起呕血或者黑便。

（7）食管穿孔

晚期食管癌病变广泛向外浸润。气管、主动脉、肺等均会受累，并随着癌组织的坏死、溃烂、脱落，导致食管穿孔。肿瘤细胞累及气管或支气管后，会形成食管—气管或支气管瘘，出现呛咳、发热、咳嗽；累及主动脉后，会形成食管—主动脉瘘，出现大出血，该并发症死亡率极高；累及肺后时，可形成肺脓肿，易发生高热、咳脓痰；累及纵隔后，易发生急性纵隔炎或纵隔脓肿，出现寒战、发热、脉速、胸闷、胸痛、冷汗、面色苍白、血压下降、白细胞计数升高等；累及胸膜腔后，引起脓胸；累及心包后，会导致心包炎或心包积脓、心包填塞等。

早期食管癌可能无明显体征，晚期食管癌由于患者进食困难、营养状况日趋恶化，而出现消瘦、贫血、营养不良、恶病质。当肿瘤转移时，则可能出现胸腔积液、腹水和累及其他器官的相应体征。

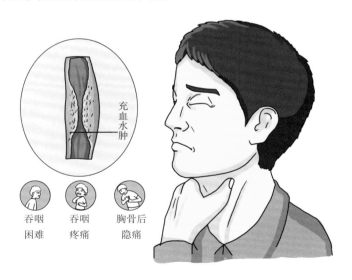

吞咽困难、疼痛是食管癌的常见症状

◎ 常见体征

早期食管癌通常无明显特异性体征；中晚期食管癌淋巴结转移会出现颈部或锁骨上区肿块；肝转移会出现黄疸、腹水、触诊肝大或肝区压痛等；胸廓呼吸运动受限，呼吸浅快，肋间隙丰满，气管向健侧移位，患侧语音震颤减弱或消失等，提示可能发生恶性胸水；腹壁紧张度增加、腹式呼吸运动减弱、叩诊移动性浊音等，提示可能发生恶性腹水、腹膜转移；近期体重明显减轻、皮褶厚度变薄、舟状腹等，提示可能发生营养不良或恶病质。

二、食管癌的
影像学检查

　　影像学检查是食管癌诊断、治疗评估和预后判断的重要检查方法，影像学检查方法包括很多种。其中常见的有X射线、CT、磁共振以及PET-CT，不同的检查方法在食管癌的诊断中各有优势。在临床上，医生会根据患者自身情况而选择不同的检查方法。

◎ X射线成像

　　与普通的X射线检查不同，食管癌的X射线检查通常需要配合造影剂同时进行，其中最常见的造影剂就是硫酸钡，所以也被称为"钡餐"检查。钡餐检查在食管癌的诊断以及治疗过程中起着很重要的作用，因其价格低廉、检查方便以及无创无痛等优势，易于被患者接受。在检查过程中，患者需放松并调整好呼吸，避免将造影剂吸入气管。在患者服用造影剂后，造影剂会附着于食管黏膜，此时在显示器上能间接地观察到食管的黏膜结构、柔韧度以及管腔情况。密度越高的组织，在X射线图像上显示越"白"，而硫酸钡的密度很高，可以很好地吸收X射线，利用此原理可以增加食管在图像上与周围组织的对比。食管癌钡餐造影主要表现为食管黏膜的中断、紊乱、破坏，食管腔内的充盈缺损及龛影，局部管壁僵硬，管腔扩张不良

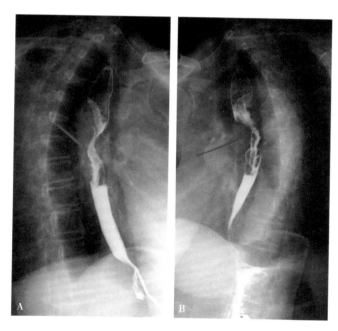

不同患者（A 和 B）食管造影检查结果示意

注：红色箭头指食管病变处，食管造影显示食管中段不规则充盈缺损、黏膜中断破坏，可见多发尖刺状龛影，局部食管管腔狭窄、管壁僵硬、扩张不良，上方食管略扩张。

并出现不同程度的狭窄，上方食管可出现不同程度扩张。食管造影也常被用于食管癌术后吻合口瘘的诊断，常选择碘造影剂，诊断敏感性高达84%。气钡双重造影有助于早期食管癌的诊断，因为早期食管癌的浸润范围较小，常表现为局限性的黏膜破坏和小的充盈缺损，容易漏诊，需要结合内镜做出诊断。

◎ CT检查

CT和X射线的基本原理相同，都是按照不同组织密度的差别，在图像上形成不同的对比。密度越高的组织和器官，在图像上越"白"。当今，CT多为螺旋CT。在检查过程中，患者平躺在机床上，随CT扫描的同时匀速直线运动，犹如切水果皮一样，对人体内器官和组织进行切片式检查。当前多层螺旋CT的普及和应用，大大减少了患者的扫描时间和所受辐射剂量，因此无须担心单次CT检查带来的辐射损伤。

CT对食管壁是否增厚、食管癌肿瘤的定位、邻近组织侵犯情况以及远隔脏器是否转移，均能较好地显示。所以，CT检查常常用于食管癌的诊断、肿瘤分期、手术可切除评估、临床治疗评估随访以及患者的预后判断。

　　CT检查又分为平扫和增强扫描。CT平扫是指在不使用任何造影剂的情况下进行的检查。由于CT的图像主要依靠不同组织之间密度的差异而形成对比，很多时候病灶和血管与周围的软组织密度相近，所以CT平扫图像有时很难辨别出病灶和淋巴结的位置。此时，我们可以使用CT增强检查，通过在血管注射造影剂进行检查。造影剂在CT图像上

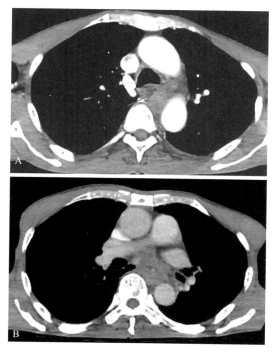

不同食管癌患者（A 和 B）的 CT 增强扫描图像

　　注：CT增强扫描显示，中段食管壁不规则增厚，强化不均匀，管腔狭窄，外缘模糊，局部侵及主动脉，紧邻前方可见纵隔淋巴结转移，呈环形强化；箭头指示食管壁不规则增厚。

非常"亮"，会使全身血管以及血流丰富的组织与邻近组织产生良好的对比，以此更好地辨别病灶和淋巴结的位置。

近年来，双能量CT在食管癌等恶性肿瘤的分期上有了新突破。相对于传统CT，双能量CT在血管和淋巴结转移等方面取得了较大的进展。但和传统CT一样，双能量CT对癌灶的T分期/肿瘤浸润范围的评估上仍然不及磁共振（magnetic resonance imaging，MRI）。而且CT作为食管癌诊断和治疗评估的影像学检查方法，非常依赖医生的诊断经验并具有一定的主观性。但是CT扫描具有方便快捷、价格较低以及无痛无创等优点，是临床诊断食管癌的首选方法之一。

◎ 磁共振（MRI）

MRI就是我们熟知的"核磁"检查，这里的核是指氢（H）原子核，和核辐射没有关系，所以MRI检查并没有辐射。它的工作原理非常复杂，简单来说就是通过仪器施加强大磁场，使人体内的H原子核在特定的频率脉冲下形成共振现象，并使用仪器将原子的共振轨迹记录下来，再使用计算机对其进行重建成像。在MRI检查前需要注意的是，将体表的金属以及铁磁性物质取下。因为在检查过程中，仪器会形成巨大的磁场，会对铁磁性物质有强大的吸引力，从而造成意外。

　　相对于其他影像学检查，MRI检查的优势在于其有较高的软组织分辨率，但MRI的检查时间较其他检查长，并且容易形成运动伪影，限制了它在临床上的应用。随着最新的刀锋伪影校正技术的发展，核磁容易形成伪影的问题正在逐渐被改善。

　　基于MRI的高软组织分辨率，食管壁的解剖结构在MRI图像上能有良好的显示，所以MRI对肿瘤的T分期/肿瘤浸润范围的检查诊断要优于CT。有研究表明，MRI检查诊断食管癌的T1期、T2期、T3期及T4期的检出率分别为33%、58%、96%和100%。和CT一样，MRI检查也分为MRI平扫和增强扫描。常规MRI平扫对食管癌的N分期/淋巴结转移的诊断表现

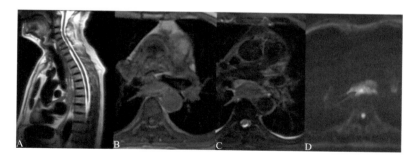

食管癌的 MRI 图像

　　注：图A显示食管胸下段异常肿块信号影，食管管腔局部变窄，T2序列矢状位显示肿块纵向累及范围；图B～C显示T1以及T2序列横轴位，显示食管下段T1稍低、T2稍高信号影；图D显示弥散加权成像（diffusion weighted imaging, DWI）序列，显示肿块弥散受限，呈高信号。

较为一般，敏感性为62%、特异性为88%。对于怀疑有淋巴结转移的患者，使用含钆造影剂后的MRI增强扫描可以明显提高N分期的敏感性及特异性，分别为100%和78%。

◎ PET-CT

PET-CT是将正电子发射型电子计算机显像和CT相结合的影像检查方法。PET-CT在肿瘤评估上应用非常广泛，它在检查前需要注射造影剂，目前最常用的造影剂为18F-氟代脱氧葡萄糖。由于肿瘤细胞比正常细胞分裂得更快，肿瘤的营养摄取会更高，所以肿瘤细胞会大量摄取体内的葡萄糖。而PET-CT使用的造影剂是和葡萄糖结构极为相似的小分子化合物，它可以反映体内组织和病灶的葡萄糖摄取过程。一般来说，肿瘤在PET-CT上的显影会更加明显。

和CT一样，PET-CT对软组织的分辨率不及MRI，在对食管癌T分期的检查诊断上仍有一定的局限性。由于肿瘤早期增殖和营养摄取不是非常活跃，所以PET-CT对早期食管癌肿瘤患者的检出率并不高。同时，PET-CT对食管癌患者的N分期/局部淋巴结转移的敏感性也较一般，大约为55%。这是因为肿瘤对造影剂的明显摄取，在图像上过于明显会掩盖周围淋巴结的显示。但是PET-CT在肿瘤的远

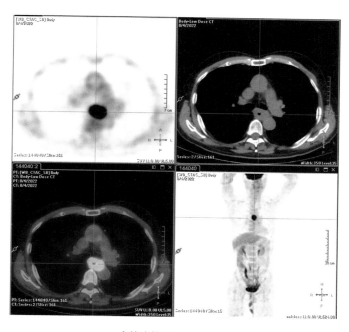

食管癌的 PET-CT 影像

注：男性患者，55岁，食管中下段癌；PCT-CT显像见食管胸下段管壁增厚，伴糖代谢异常增高。

处转移（metastasis，M）分期上具有明显优势，所以PET-CT对晚期食管癌的诊断和患者的预后判断很有帮助。有文献报道PET-CT诊断晚期食管癌的特异性高达97%。同时，PET-CT也可用来评估食管癌的治疗效果，通过观察治疗后肿瘤的代谢水平，可以有效预测患者的预后情况。

三、食管癌的
内镜检查和其他检查

　　食管内镜检查结合组织病理学仍是食管癌诊断的"金标准"。对于难以发现的病变则要依靠色素内镜以及电子染色内镜，然后靶向活检，通过组织病理学予以诊断。食管癌的诊断内容还包括恶性程度、浸润深度以及有无淋巴结转移。恶性程度可以根据病理组织学类型进行判断，浸润深度则需

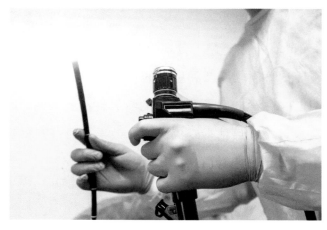

食管内镜检查是诊断食管癌的必要手段之一

结合色素放大内镜、超声内镜等检查予以诊断，并据此来评估淋巴结转移的情况，以指导临床治疗方案的选择。

◎ **食管普通内镜**

普通内镜是光线未经特殊处理，显示的是普通白光照射下看到的消化道黏膜表面情况，是食管癌临床诊断的必要检查项目之一，兼顾食管癌原发病灶大体分型与活检病理学确诊。

① **早期食管癌在内镜下的表现**

1）颜色的改变：可为斑片状发红或发白，边界欠清晰。

2）形态的改变：微隆起或凹陷，亦有完全平坦型，黏膜比较粗糙，可伴有糜烂或结节，质地较脆硬，触碰易出血。

3）血管纹理的改变：黏膜下树枝状血管网模糊或消失。

多数早期食管癌在白光内镜下表现不明显，因此易漏诊；病灶范围亦不清晰，因而在胃镜检查中结合色素或电子染色的方法进行观察，有助于提高病变检出率。

❷ 晚期食管癌在内镜下的表现

晚期食管癌患者在内镜下可见食管内菜花样或结节状肿物，食管黏膜充血水肿、糜烂或苍白僵硬，易出血，或可见溃疡与不同程度的狭窄。

对于食管不全或完全梗阻患者，食管内镜可能无法获得肿瘤远端累及信息，可结合上消化道造影或胸部CT/MRI/PET-CT影像进行判断。

◎ 食管色素内镜

食管色素内镜是指将某些染料及化学物质（如卢戈碘液、甲苯胺蓝等）在内镜直视下，喷洒于食管黏膜表面，再进行内镜检查，从而提高对早期食管癌、癌前病变的检出率。

❶ 卢戈碘染色

卢戈碘液通常用于食管染色。原理为正常食管鳞状上皮（主要是棘细胞层）细胞富含糖原，糖原遇碘后呈棕色，而炎症、癌变组织、异型增生上皮细胞因糖原明显减少或消失，而成染色不良的淡染或不染状态。

❷ **甲苯胺蓝**

甲苯胺蓝的染色性很强，即使是正常的食管黏膜也能被很好地染成蓝紫色。为了使病变处染色性的差别很好地表现出来，只能在染色的目标部位，从喷洒管的前端少量滴下1%～2%甲苯胺蓝溶液，数秒后反复冲洗，以防正常黏膜被染色。这种染色方法可以很好地将黏膜面的炎症或糜烂性变化的所见部位染色，所以只对癌向黏膜表面露出的部分有用，也可用甲苯胺蓝染色后再用碘染色的双重染色方法来辅助诊断。

◎ 特殊内镜技术

❶ **放大内镜**

普通白光内镜一般可将消化道黏膜放大数十倍观察，而放大胃镜可将内镜下的物象放大上百倍。通过放大图像观察消化道黏膜表面腺管开口、微血管及毛细血管等微细结构的改变，有利于判断黏膜病变的性质，明确病变浸润范围或深度，提高活检的准确性，在食管癌尤其是早期肿瘤诊断方面具有独特的优势。

❷ 电子染色内镜

电子染色内镜包括窄带成像技术、内镜智能分光比色技术、高清智能电子染色内镜等。在不延长内镜检查时间的前提下，电子染色内镜对病变诊断的敏感度要明显优于白光内镜，并且可避免过多活检而影响内镜下的治疗，并能在普通白光胃镜和电子染色胃镜之间反复切换对比观察，操作更为简便。

利用窄带成像技术结合放大内镜观察食管上皮乳头内毛细血管祥与黏膜微细结构，有助于更好地区分病变与正常黏膜及评估病变浸润深度。结合放大内镜观察时，正常情况下，位于深部的分支状血管为绿色，表浅的乳头内毛细血管祥呈棕色点状；而当发生浅表食管鳞癌时，肿瘤部分扩张的异常血管密集增生，此时可通过内镜窄带成像术加放大内镜观察乳头内毛细血管祥状态，诊断食管鳞状上皮病变，包括上皮内瘤变及浅表癌，并可反映肿瘤的浸润深度。

◎ 食管超声内镜

超声内镜是一种先进的集超声波与内镜检查于一身的

医疗设备，它将微型高频超声探头安置在内镜前端。当内镜进入胃腔后，直接呈现腔内形态的同时，又可进行实时超声扫描，可以获得管道壁各层次的组织学特征及周围邻近脏器的超声图像。

它的主要优势在于确定食管黏膜下病变的性质，判断消化道恶性肿瘤的侵袭深度和范围等，对于 T 分期诊断比较重要。此外，超声内镜还可评估食管及腹腔干周围淋巴结，超声内镜引导下细针穿刺活检可以明显提高食管癌淋巴结转移情况的判定，准确率达90%以上。与CT、PET-CT相比，超声内镜是对食管癌淋巴结分期准确率最高的方法。

◎ 其他检查

虽然已有多种生物标志物被提出可用于辅助诊断食管癌，但它们并不能用于食管癌的筛查和诊断，因为目前仍缺乏食管癌特异性血液肿瘤标志物，诸如循环肿瘤细胞、循环肿瘤DNA/RNA、表观遗传学标记物（DNA甲基化、非编码RNA、组蛋白修饰等）、外泌体等尚处于实验室或临床前研究阶段，暂时不推荐用于常规临床诊疗。

影像学检查疑似食管胸上/中段癌侵犯气管/支气管膜部者，建议到具备设备条件的医疗机构，进一步行支气管镜/超声支气管镜检查。因为具备设备条件的医疗机构可对影像学检查怀疑的气管/支气管周围肿大淋巴结，行超声支气管镜下穿刺活检明确病理学诊断。也可在经多学科讨论后，对患者开展纵隔镜/胸/腹腔镜下淋巴结切取活检术等全身麻醉下有创性检查，辅助诊疗。

四、食管癌的
病理诊断和分子诊断

◎ 为什么说病理诊断是食管癌诊断的"金标准"

在日常生活中，当患者出现吞咽困难等症状后去医院就诊时，医生会告诉他先要进行胃镜检查，然后做病理才能明确诊断方案。病理诊断是指通过手术切除、内镜活检、细针穿刺等方式获取人体组织或细胞，经过一系列组织处理制成切片后，病理医生借助显微镜等工具对切片进行观察，然后做出病理诊断。当在胃镜活检的食管组织中观察到浸润性恶性肿瘤时，即可做出食管癌的诊断。对于大部分疾病，病理诊断是最终诊断，具备最高权威性，是肿瘤疾病诊断的"金标准"。随着精准医疗的发展，病理诊断在肿瘤的精准诊断、预后评估、疗效检测以及早诊早筛等方面发挥了重要作用。

◎ 病理科收到的食管癌标本类型

　　病理科收到的食管癌标本类型较多。不同类型的标本，目的是不同的。最常见的标本类型是内镜活检标本，目的是确定食管是否有病变。如果有病变，是什么疾病，良性还是恶性。近年来，食管细胞学也成了病理科诊断食管癌的方法，该方法适用于筛查。对于早期食管癌，可以采用内镜下黏膜切除术/内镜下黏膜剥离术，可以在内镜下进行病变切除，损伤小。此时，病理科可获得膜片状的标本。对于中晚期食管癌，则只能采用根治性食管切除术，病理科收到的病变标本则是一段食管及其周围的淋巴结，有时会带有少量胃组织。

◎ 病理科如何进行食管癌病理诊断

　　食管癌的相关病理诊断流程主要包括固定、取材、制片、诊断和报告5个步骤。内镜及手术标本经10%甲醛溶液（中性缓冲福尔马林）固定液充分固定后；病理医师进行规范化取材；取材后的标本经技术人员一系列处理（包括脱水、包埋、切片、染色、封片等过程），完成病理制片；接下来，病理医师在显微镜下进行诊断并出具报告。

◎ 食管癌的大体表现

食管癌根据肿瘤浸润深度分为早期和进展期。早期食管癌局限于黏膜和黏膜下层，进展期食管癌肿瘤浸润到固有肌层以外。

早期/表浅食管癌推荐巴黎分型包括①隆起型（0～Ⅰ）：又可分为有蒂隆起型（0～Ⅰp）和无蒂隆起型（0～Ⅰs）；②浅表型（0～Ⅱ）：又可分为表浅隆起型（0～Ⅱa）、表浅平坦型（0～Ⅱb）和表浅凹陷型（0～Ⅱc），同时具有表浅隆起和表浅凹陷的病灶根据表浅隆起/表浅凹陷的比例分为表浅凹陷+表浅隆起型（0～Ⅱc+Ⅱa）和表浅隆起+表浅凹陷型（0～Ⅱa+Ⅱc）；③凹陷（溃疡）型（0～Ⅲ）：凹陷和表浅凹陷结合的病灶根据凹陷/表浅凹陷的比例分为表浅凹陷+凹陷型（0～Ⅱc+Ⅲ）和凹陷+表浅陷型（0～Ⅲ+Ⅱc）。

国内进展期食管癌大体分型包括①髓质型：病变以食管壁增厚为特点，边缘坡状隆起；②蕈伞型：肿瘤边缘隆起，唇状/蘑菇样外翻，表面可伴有浅溃疡；③溃疡型：少见，此类型也见于早期/表浅癌，病变中央有明显溃疡，通常伴有边缘隆起；④缩窄型：以管腔明显狭窄为特点，患者的吞咽困难症状明显；⑤腔内型：少见，此类型也见于早期/表浅癌，病变呈现蘑菇样或大息肉样，有细蒂。

◎ 食管癌的组织学类型

食管癌是食管恶性肿瘤的一个总称，实际上它包括多种组织学类型，最常见的有鳞状细胞癌和腺癌。亚洲（包括中国在内）主要为鳞状细胞癌，而在西方则以腺癌为主，还有腺鳞癌、神经内分泌癌、黏液表皮样癌、腺样囊性癌等少见类型。鳞状细胞癌多发生于食管黏膜，大部分腺癌则来自贲门，少数来自食管黏膜下腺体。

◎ 食管癌病理诊断报告的解读

当患者做了胃镜或手术后，标本被送到病理科进行检查。3～5天，患者会收到一份病理诊断报告。该如何解读诊断报告呢？首先要看您送到病理科的是哪种类型的标本。前面说过，病理科接收的标本主要是3种类型：胃镜下黏膜活检、内镜下黏膜切除术/内镜下黏膜剥离术标本和外科手术标本。标本不同，病理报告给出的信息也不尽相同。

首先，我们要明确两个概念：什么叫浸润深度？食管分为5层：黏膜层、黏膜肌层、黏膜下层、肌层和外膜。浸润深度就是指肿瘤长到哪一层了，从黏膜层到外膜，肿瘤侵犯的层数越多，说明浸润得越深。什么是分化程度？肿瘤的分化和分级取决于显微镜下细胞和组织的异型程度。食管癌通常分为3个等级：高分化（低级别）、中分化（中级别）、低分化（高级别），有时只分为低级别和高级别，这有助于预测癌症的生长和扩散速度。低分化（高级别）癌症倾向于生长和扩散得更快，而高分化（低级别）的癌症往往发展得比较慢。当然，这只是其中一个因素，其他因素也很重要。

如果您只是在内镜下取出一小块食管黏膜组织，那么食管癌的病理报告一般只包括肿瘤的类型和分化程度；如果您做的是内镜黏膜剥离术，那么病理报告就包括肿瘤大小、类型和分化程度、浸润深度以及切缘的情况，还应提及是否有脉管侵犯。切缘是指肿瘤的边缘距离切除标本的边缘之间的距离，这个距离越大，说明切得越干净，如果这个距离小于1毫米，则视为切缘阳性。脉管侵犯表示肿瘤细胞已经存在于食管的血管和淋巴管中，提示它扩散出食管的可能性增加，但并不意味着癌症已经扩散。

手术标本的病理报告应包括与患者治疗和预后相关的所有内容，如标本类型、肿瘤部位、大体分型、大小及数目、组织学类型、亚型及分级、浸润深度、脉管和神经侵犯、壁内转移、周围黏膜情况、淋巴结情况、环周及两端切缘情况等，推荐报告最后注明ypTNM①分期。

值得一提的是，有时食管黏膜活检或内镜下黏膜切除术/内镜下黏膜剥离术标本的病理报告中会有异型增生/上皮内瘤变的诊断，这是什么疾病呢？它是食管癌的早期病变，分为低度/低级别和高度/高级别。这种病变如果不能及时发现和治疗，会在若干年后发展为食管癌。因此，消化内镜医生一旦发现病理诊断为异型增生/上皮内瘤变，就会建议患者进行内镜下黏膜切除术/内镜下黏膜剥离术，及早切除病变，避免进一步发展为食管癌。

◎ 食管癌确诊后，为何还要加做免疫组化检查

首先，免疫组化检查可以协助诊断，包括明确肿瘤类型，确定是否有淋巴结转移、脉管及神经侵犯等。当病理医生难以通过镜下改变来确诊时，就需要免疫组化检查这个小帮手来进行更准确的诊断。某些免疫组化指标如HER-2、PD-L1等，可以指导临床用药，给患者提供更多治疗模式。当免疫组化结果显示为HER-2阳性时，就可以使用曲妥珠单抗等药物，通过与人体表皮生长因子竞争性结合HER-2，从而抑制肿瘤细胞的生长，达到治疗目的。

---

① 注：y是新辅助治疗后的意思，pTNM是肿瘤病理分期的意思。

◎ 如何从病理上评估食管癌新辅助治疗的效果

有些食管癌患者确诊后，由于肿瘤侵犯范围广或肿瘤体积大，不适合外科手术，会在手术前进行化疗或放疗，这种治疗方法称为新辅助治疗。经新辅助治疗肿瘤缩小后，就可以进行外科手术。病理医生通过仔细的大体检查和显微镜观察，可以判定新辅助治疗的效果。

首先，从大体标本上来看，治疗反应好的标本往往表现为肿瘤消失，代替以瘢痕、溃疡或者不规则的褶皱状黏膜；而治疗反应差的标本往往可看到肿瘤实体或僵硬的管腔。

其次，从显微镜下看，高度异型的癌细胞消失，代替以泡沫细胞、吞噬细胞和纤维肉芽组织为主的炎症反应时，提示治疗反应好。

新辅助治疗后肿瘤细胞的缓解程度在国际上有不同的判定标准，但基本上都是根据肿瘤细胞被取代的比例不同。目前广泛采用的是美国病理学会（College of American Pathologists，CAP）/美国国家综合癌症网络（the National Comprehensive Cancer Network，NCCN）标准。

CAP/NCCN 标准

诊断标准	肿瘤退缩分级
无存活癌细胞	0（完全反应）
单个或小簇癌细胞残留	1（中度反应）
残留癌灶伴间质纤维化	2（轻度反应）
少数或无瘤细胞消退，大量癌细胞残留	3（反应不良）

◎ 食管癌PD-L1检测有什么价值

现在，对于临床上晚期或转移性食管癌患者，临床医生都会建议做PD-L1检测。这个PD-L1来头不小，PD-1与PD-L1结合后能传递抑制信号，营造免疫抑制性肿瘤微环境，帮助肿瘤逃避免疫杀伤，加速肿瘤发展。因此，抑制PD-1/PD-L1通路可以抑制肿瘤抗免疫作用，从而发挥治疗作用。

多项临床试验表明，PD-1/PD-L1免疫检查点抑制剂的疗效与患者肿瘤微环境中*PD-L1*的表达水平相关。肿瘤细胞阳性比例分数（*PD-L1*在肿瘤细胞中的表达水平）较高的肿瘤，对PD-L1抑制剂的反应率就偏高。而对于综合阳性评分（comprehensive positive score，CPS）≥10的食管鳞状细胞癌患者来说，联合免疫抑制剂使用的放化疗方案可以达到良好的降期效果和主要病理缓解，且不良反应可耐受。

◎ 食管癌分子病理及分子分型

*TP53*是食管癌鳞状细胞癌及腺癌中最常见的基因突变，但普遍认为鳞状细胞癌和腺癌的基因组改变情况存在较大差异。在腺癌中，比鳞状细胞癌更频繁改变的基因包括*ErbB2*、*KRAS*、*VEGFA*、*CCNE1*和*GATA4/6*等，而在鳞状细胞癌中，*PIK3CANFE2L2*和*FGFR1*等更易突变。*ErbB2*是唯一能够用于选择治疗进展期胃食管腺癌的有效靶点，*VEGF*基因的过表达可作为食管癌中潜在的预后标志物，食管癌患者中*EGFR*的突变率为5%～10%，*AXL*的过度表达、*C-MET*基因扩增与食管癌患者预后不良有关，*PD-1/PD-L1*形成特殊的复合体与肿瘤细胞逃逸相关。

五、食管癌的
临床与病理分期

◎ 为什么要对食管癌分期

食管癌与其他肿瘤一样，需要根据超声内镜、影像学检查或手术后的病理进行规范的分期。因为：①分期决定治疗方案，患者需要接受的治疗，如内镜下治疗、直接手术、放化疗后再手术、手术后再放化疗、姑息治疗，都是根据分期决定的；②观察疗效和评估预后，患者经过治疗后，再通过影像学等检查，与治疗前分期对比，是评估疗效的客观依据，由此也可以评估患者的大致生存期。

◎ 如何对食管癌分期

食管癌的分期，仍然采用TNM分期方法。TNM分期是由美国癌症联合委员会和国际抗癌联盟建立的国际性分期标准。T是英文单词肿瘤Tumor的首字母，代表肿瘤原发病灶的情况。比如，食管癌患者的肿瘤侵犯到黏膜层、固有肌层、纤维膜及临近组织结构，代表不同的T分期。N是英文单词淋巴结Node的首字母，代表肿瘤侵犯区域淋巴结情况，通常根据区域淋巴结受侵犯情况，将食管癌患者分为N1～N3期。M是英文单词Metastasis的首字母，代表远处转移情况。远处转移指的是除原发病灶、区域淋巴结以外的淋巴结及组织器官的转移。

TNM分期明确之后，我们会得出一个总的分期。无论是T、N、M分期，还是总分期，数值越大、分期越靠后，预后就越差。根据分期的依据以及诊断治疗的时机，可分为临床分期和病理分期。另外，在食管癌中，鳞癌和腺癌的分期，也略有区别。

◎ 什么是临床分期和病理分期

临床分期以cTNM或TNM表示，是依据初次治疗前所获得的证据进行的分期，包括影像学检查、内镜检查、组织活检或手术探查等。临床分期应该在抗肿瘤治疗前首先确定下来。良好的临床分期能够为患者选择综合治疗方案指明方向，能够为准确的疗效评估提供可靠的参照，能够为患者的总体预后提供有力的依据。

病理分期以pTNM表示，这种分期是基于治疗前所获得的证据得出的，再经过手术以及病理检查结果加以补充或修订。经过手术的病例pTNM并不能取代术前TNM分期的期别，术前分期不变，且应与pTNM分别记录。病理分期既可以用于指导术后的治疗，还可以为评估预后和统计最终疗效提供更为精确的依据。随着肿瘤治疗学的发展，新辅助治疗在食管癌中占有重要地位。新辅助治疗后的病理分期以ypTNM表示，其意义与pTNM基本一致。不同的是，其总分期要结合病理分化类型来确定。

◎ 如何界定食管癌的TNM分期

T 分期（原发肿瘤）

分期	定义
Tx	原发肿瘤不能评价
T0	没有原发肿瘤的证据
Tis	高级别上皮内瘤变/异型增生
T1	肿瘤侵及黏膜固有肌层、黏膜肌层或黏膜下层
T1a	肿瘤侵及黏膜固有肌层或黏膜肌层
T1b	肿瘤侵及黏膜下层
T2	肿瘤侵及固有肌层

续表

分期	定义
T3	肿瘤侵及食管纤维膜
T4	肿瘤侵及邻近结构
T4a	肿瘤侵及胸膜、心包、奇静脉、膈肌或腹膜
T4b	肿瘤侵及其他邻近结构，如主动脉、椎体或气道区域

N 分期（区域淋巴结）

分期	定义
Nx	区域淋巴结不能评价
N0	无区域淋巴结转移
N1	1～2个区域淋巴结转移
N2	3～6个区域淋巴结转移
N3	≥7个区域淋巴结转移

M 分期（远处转移）

分期	定义
M0	无远处转移
M1	有远处转移

◎ 食管癌的区域淋巴结编码与名称

1R：右侧下颈区气管旁淋巴结，在锁骨上气管旁至肺尖的区域；

1L：左侧下颈区气管旁淋巴结，在锁骨上气管旁至肺尖的区域；

2R：右上气管旁淋巴结，头臂干动脉尾缘与气管交叉的水平与肺尖之间；

2L：左上气管旁淋巴结，主动脉弓顶部与肺尖之间；

4R：右下气管旁淋巴结，头臂干动脉尾缘与气管交叉的水平至奇静脉弓的上缘之间；

4L：左下气管旁淋巴结，主动脉弓顶部与隆突之间；

7：隆突下淋巴结；

8U：胸上段食管旁淋巴结，肺尖至气管分叉；

8M：胸中段食管旁淋巴结，气管分叉至下肺静脉的下缘；

8Lo：胸下段食管旁淋巴结，下肺静脉下缘至食管胃交界部；

9R：下肺韧带淋巴结，位于右侧下肺韧带内；

9L：下肺韧带淋巴结，位于左侧下肺韧带内；

15：横膈淋巴结，位于膈肌顶部并且与膈肌脚临近或位于膈肌脚后方；

16：贲门旁淋巴结，紧邻食管胃交界部；

17：胃左淋巴结，沿胃左动脉走行；

18：肝总淋巴结，肝总动脉近端淋巴结；

19：脾淋巴结，脾动脉近端淋巴结；

20：腹腔干淋巴结，位于腹腔动脉干根部；颈部食管周围Ⅴ区及Ⅶ区淋巴结根据头颈部淋巴结图进行命名。

需要注意的是，目前美国癌症联合委员会（American Joint Committee on Cancer，AJCC）主导的分期，认为锁骨上淋巴结属于M1，腹腔干淋巴结属于N；而日本主导的分期认为锁骨上淋巴结仍然是胸段食管的区域淋巴结，而腹腔干对于胸上段食管而言，属于M1。

◎ 食管癌总分期

食管腺癌的病理分期 pTNM

总分期	TNM分期	组织学分级	部位
0	Tis（HGD）N0 M0	无	任何部位
ⅠA	T1a N0 M0	高分化	任何部位
	T1a N0 M0	分化程度不确定	任何部位
	T1a N0 M0	中或低分化	任何部位
ⅠB	T1b N0 M0	任何分化	任何部位
	T1b N0 M0	分化程度不确定	任何部位
	T2 N0 M0	高分化	任何部位
	T2 N0 M0	中或低分化	任何部位
ⅡA	T2 N0 M0	分化程度不确定	任何部位
	T3 N0 M0	任何分化	下段食管
	T3 N0 M0	高分化	上段或中段食管

注：HGD是高度异型增生（high grade dysplasia）的英文简写。

续表

总分期	TNM分期	组织学分级	部位
ⅡB	T3 N0 M0	中或低分化	上段或中段食管
	T3 N0 M0	分化程度不确定	任何部位
	T3 N0 M0	任何分化	部位不确定
	T1 N1 M0	任何分化	任何部位
ⅢA	T1 N2 M0	任何分化	任何部位
	T2 N1 M0	任何分化	任何部位
	T2 N2 M0	任何分化	任何部位
ⅢB	T3 N1～2 M0	任何分化	任何部位
	T4a N0～1 M0	任何分化	任何部位
	T4a N2 M0	任何分化	任何部位
ⅣA	T4b N0～2 M0	任何分化	任何部位
	任何T N3 M0	任何分化	任何部位
ⅣB	任何T 任何N M1	任何分化	任何部位

食管腺癌的病理分期 pTNM

总分期	TNM分期	组织学分级
0	Tis（HGD）N0 M0	无
ⅠA	T1a N0 M0	高分化
	T1a N0 M0	分化程度不确定
	T1a N0 M0	中分化
ⅠB	T1b N0 M0	高或中分化
	T1b N0 M0	分化程度不确定
ⅠC	T1 N0 M0	低分化
	T2 N0 M0	高或中分化

续表

总分期	TNM分期	组织学分级
ⅡA	T2 N0 M0	低分化
	T2 N0 M0	分化程度不确定
ⅡB	T1 N1 M0	任何分化
	T3 N0 M0	任何分化
ⅢA	T1 N2 M0	任何分化
	T2 N1 M0	任何分化
ⅢB	T2 N2 M0	任何分化
	T3 N1～2 M0	任何分化
	T4a N0～1 M0	任何分化
ⅣA	T4a N2 M0	任何分化
	T4b N0～2 M0	任何分化
	任何T N3 M0	任何分化
ⅣB	任何T 任何N M1	任何分化

食管鳞癌临床分期 cTNM

总分期	TNM分期
0	Tis（HGD）N0 M0
Ⅰ	T1 N0～1 M0
Ⅱ	T2 N0～1 M0
	T3 N0 M0
Ⅲ	T3 N1 M0
	T1～3 N2 M0
ⅣA	T4 N0～2 M0
	任何T N3 M0
ⅣB	任何T 任何N M1

食管腺癌临床分期 cTNM

总分期	TNM分期
0	Tis（HGD）N0 M0
I	T1 N0 M0
II A	T1 N1 M0
II B	T2 N0 M0
	T2 N1 M0
III	T3 N0～1 M0
	T4a N0～1 M0
	T1～4a N2 M0
IVA	T4b N0～2 M0
	任何T N3 M0
IVB	任何T 任何N M1

新辅助治疗后的分期 ypTNM

总分期	TNM分期
I	T0～2 N0 M0
II	T3 N0 M0
III A	T0～2 N1 M0
	T3 N1 M0
III B	T0～3 N2 M0
	T4a N0 M0
	T4a N1～2 M0
IVA	T4a NX M0
	T4b N0～2 M0
	任何T N3 M0
IVB	任何T 任何N M1

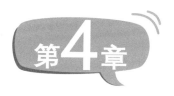

食管癌的治疗：

从MDT到HIM

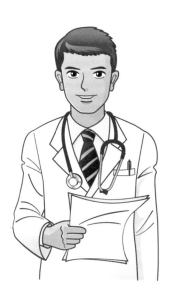

一、外科手术：
微创与加速康复

◎ 食管癌的微创手术

微创手术是相对于开放手术而言的概念。开放食管切除术手术切口大，创伤大，患者术后疼痛较明显、恢复缓慢。微创手术是相对而言创伤更小、出血量少且术后恢复

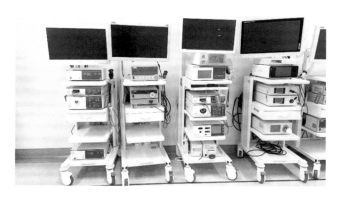

胸腔镜主机

较快的手术方式。它利用现代医疗技术，通过较小的切口或自然腔道进入体内，使用腔镜进行操作，从而达到与开放手术相同的治疗效果，目前包括内镜下食管黏膜剥离术、腔镜手术以及更为先进的机器人辅助下的腔镜手术。

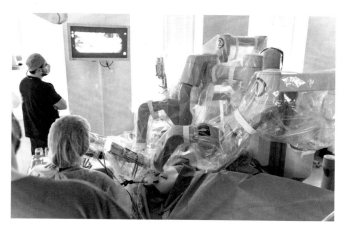

机器人手术

食管癌微创技术是在外科领域中开展得较晚的技术，至今不过20余年，但是却发展迅速。时至今日，食管癌微创外科的理念已被广泛接受，技术已十分成熟，微创手术已经成为主流，从而使更多的食管癌患者受益。食管癌微创手术主要有以下两种方式。

① 内镜下黏膜下剥离术

内镜下黏膜下剥离术适用于早期食管癌患者。手术过程中，医生通过消化内镜对患者食管管腔内病变进行手术，将患病部位周围的黏膜及其下层剥离掉，从而达到切除肿瘤的目的。这种方法的优势是创伤小、出血少、痛苦轻。

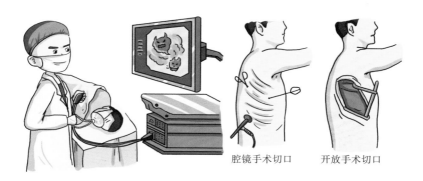

腔镜手术切口　　　　开放手术切口

内镜黏膜下剥离术操作示意

② 胸腔镜下食管癌根治术

这种方法也是本文主要介绍的微创手术，适用于早期、中期和部分局部晚期食管癌患者。在胸腔镜手术中，医生通过患者胸部的一个小切口，观察病变的情况，并通过另一个小切口使用手术器械进行手术。类似地，在腹腔镜手术中，医生通过患者腹部的两个小切口，分别观察病变情况和使用腹腔镜器械进行手术操作。医生利用腔镜器械，进行手术操作，切除患病组织并切除淋巴结。这种方法的优势是适应证广、手术创伤小、疼痛轻、恢复快，且出现术后并发症的风险较低。相比传统手术，微创手术具有以下 4 个优点。

（1）创伤更小

微创手术仅需要较小的切口，可以减少手术对患者造成的创伤和疼痛。

（2）恢复更快

微创手术术后，患者的恢复期较短，传统手术下患者的住院时间需12天以上，而微创手术仅需7～8天。患者可以更快出院，尽早恢复正常的生活和工作。

（3）出血量少

微创手术采用先进的器械和技术，可以减少手术出血量，降低手术风险。

（4）并发症更少

手术可以通过腔镜等精细化手术器械进行操作，对患者的身体损伤较小，因此患者的术后并发症发生率也较低。

当然，微创手术也不能一味地追求小切口，还要保证肿瘤的精准切除和手术的安全。减少创伤也是一个整体的概念，不仅限于皮肤切口的缩小，还要贯穿整个手术过程的每一步精细操作，减少出血量和应激反应，同时缩短手术以及麻醉时间，才能做到真正意义上的微创。开放手术中进行微创操作，同样是微创。

◎ 手术后的加速康复

手术结束后，患者进入术后恢复期，是手术治疗的重要环节。加速康复，也称快速康复或增强恢复，是一种加速患者手术后康复的方法，通过让患者在尽可能短的时间内恢复到正常的生活状态，减轻患者的痛苦和不适感。加速康复并不是一项新的手术技术，而是一种全新的理念，是对传统外科学的重要补充。加速康复的核心原则是通过多模式方法减轻手术应激反应，进而降低出现并发症的风险。加速康复运行模式是多学科协作（multidisciplinaryteam，MDT）的模式，包含外科、麻醉、护理、手术护理、营养、心理、康复等学科，以及患者和其亲属的配合。这里必须强调患者及其亲属积极参与配合的重要性，否则无法充分发挥加速康复的效果。MDT中各学科优化围手术期管理措施以及手术流程，常用的措施包括以下8种。

① 术前准备

加速康复的成功离不开术前充分细致的准备工作。在手术前，医生会对患者进行全面的评估和准备，包括对患者的身体状况和疾病情况进行全面评估、术前谈话以减少患者手术前的焦虑和紧张等，并针对性地进行术前准备，包括改善营养状况、控制疾病、预防感染等。加速康复措施施行的关键是首先让患者明白自己在整个过程中的作用。因此，除了向患者及家属介绍与手术相关的医学知识，还要进行加速康复计划的宣教，使其有心理准备、减少焦虑和紧张，并取得配合。

❷ 手术技术

选择微创手术技术本身就是一种加速康复的措施，可以减少手术创伤和恢复时间。此外，手术过程中医生还会采用一些其他的措施，如利用高科技器械、保持良好的体位、尽量减少术中失血和输液量、采用精准的手术技术避免对周围组织和器官的损伤等。

❸ 镇痛控制

疼痛控制是加速康复的首要任务，可采用多模式镇痛控制策略，包括表面麻醉、局部麻醉、静脉麻醉和术后镇痛等措施，以减轻手术后的疼痛和不适感。传统手术治疗食管癌通常需要长时间的术后恢复，术后疼痛较为严重，且疼痛治疗过程比较复杂，包括药物治疗、神经阻滞等方法。而微创手术则减少了组织的创伤，术后疼痛程度也相对较轻，可以采用较为简单的疼痛治疗方法。

④ 营养支持

术后的营养和体力恢复也是加速康复的重要环节。由于食管癌手术对进食造成了一定的影响，手术后患者的胃肠功能较弱，需要逐步恢复进食能力。术前和术后都建议患者在医生的帮助下，通过科学的饮食指导和进食方式来满足自身的营养需求。

⑤ 功能锻炼

如果条件允许，患者术后需要尽早进行适当的体力锻炼，有助于恢复身体机能，提高免疫力。患者应当根据情况遵循医生制订的个性化康复计划，逐步恢复体力和活动能力。

⑥ 预防感染

术后积极预防感染相关并发症也是加速康复的重要环节。例如，术后患者容易发生肺部感染，因此需要注意呼吸道清洁和早期活动，如有必要，术后可能需要进行一定的药物治疗，如抗生素、消炎药等，以帮助患者预防感染。

❼ 心理护理

手术治疗可能对患者造成心理上的压力，需要进行相应的心理护理和支持，帮助患者调整心态，积极面对治疗。如果情况较为严重，建议患者咨询专业的心理医生，以获得专业的帮助和指导。

❽ 患者教育

医生需要对患者进行相关的教育，告诉他们术后需要注意的事项，避免不必要的并发症和疾病复发。

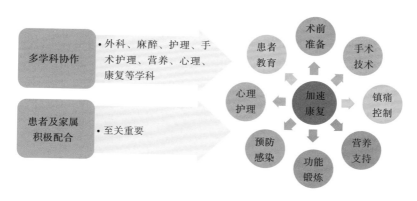

食管癌术后加速康复模式

◎ 总结

食管癌是一种危害较大的消化系统肿瘤，如果不能及时诊治，可能会给患者的身体健康带来严重影响。微创手术和加速康复的治疗是现代医学的新型治疗方式。可以预见的是，加速康复将随着食管癌微创手术继续发展，内容会被不断地拓展，并也将促进食管癌微创手术技术的改进。两者相辅相成，共同作用，可以有效减轻患者的痛苦，提高治愈率和生存质量，帮助患者更快的康复。因此，患者和家属应该积极了解这些治疗方式，并在专业医生的指导下进行选择和治疗，以获得最佳的治疗效果和康复效果。

二、放射治疗：
精准化与智能化

放射治疗是食管癌重要的局部治疗手段，在各个分期食管癌的治疗中都发挥着不可替代的作用。随着计算机技术（如高精度放疗剂量算法和三维图像处理技术等）的进步，放射治疗设备的智能化日新月异，使食管癌放疗的精准化和智能化程度不断得到提升。

◎ 何谓食管癌放疗的精准化

食管癌放射治疗的精准化主要是指放射治疗过程中各个步骤的精准化，主要包括以下4个方面。

❶ 精准摆位

20世纪80年代，食管癌患者在定位和接受放疗时，都是身体直接自然仰卧在平板型定位床和治疗床上，容易发生体位移动造成摆位误差。到了现代肿瘤放疗时代，医院为每一位患者制作了个性化的体位固定装置，可以把摆位误差降到最低，放疗摆位更精准。

对于食管肿瘤病灶位于胸段的患者，医生常常应用个性化负压成型垫来固定患者体位，以保证每次患者接受放疗时的体位和CT定位时完全一致。一般取仰卧姿势躺在装有类似泡沫颗粒填充物的轻质密封塑料袋上，双手自然抱肘置于额部，通过密封袋上的气嘴抽成真空，形成和患者身体轮廓完全一致的、坚硬的负压成型体位固定垫，类似于骨科的石膏模型。

对于食管肿瘤位于颈段的患者，常常采用头颈肩热塑

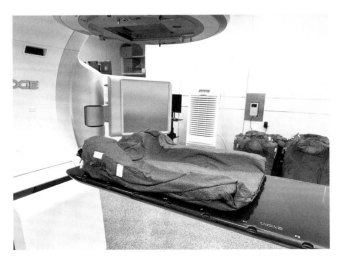

负压成型体位固定垫

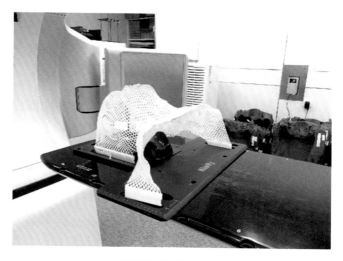

热塑膜体位固定面颈肩罩

膜模型来固定体位。热塑膜在75℃的热水浴中会变软，在常温下会逐渐变硬，能够起到很好的固定患者体位的作用。

❷ 精准定位

在患者体位确定之后，在专用的、能够反映人体三维结构的CT模拟定位机上扫描。根据食管肿瘤部位决定扫描范围，扫描的层距和层厚通常为5毫米，特殊情况下层距和层厚为3毫米。定位扫描中心X轴、Y轴、Z轴，用专用记号笔标识于患者皮肤上和固定模型表面，确保放射治疗实施时，能够完整地重复出定位时的体位，实现精准摆位。在三维的模拟定位CT机出现之前的定位机是二维透视机，类似于放射科的胸部透视机。

在二维定位时代，在给食管癌患者定位时，患者只有口服稀钡，才能确定肿瘤所在的部位、照射野大小，并在身体表面用品红溶液标出类似于纵行的矩形放疗框。稀钡由硫酸钡粉加水稀释而成，是一种被临床上广泛应用于医学影像学的造影剂，是一种重属盐。其原子序数比较高，不能够被X射线透过，被用作食管和胃肠造影检查。三维模拟CT定位机在扫描时，还可以通过静脉注射造影剂（常规用碘对比剂）来增加人体组织间的对比，能够更好地显示食管肿瘤病灶范围，为进一步精确地勾画靶区提供更清晰的图像。

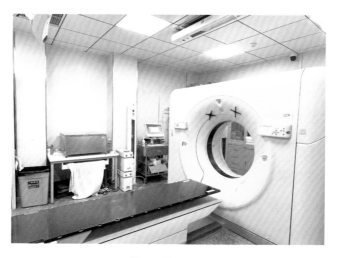

三维 CT 模拟定位机

❸　精确照射肿瘤靶区勾画和剂量计算

CT模拟定位机扫描数据，通过局域网络传送到计算机治疗计划系统（treatment planning system，TPS）来计算剂量。医生可以在TPS工作站打开定位CT扫描数据，逐层勾画食管病灶放疗靶区和需要保护的正常组织（如脊髓、肺、心脏等）。肿瘤靶区和器官，用不同的颜色来标识。物理师根据医生给的肿瘤靶区剂量要求以及不同正常组织限量的要求，设定三维调强放射治疗的野数和照射野的大小。在没有TPS的二维时代，医生是通过手工用直尺量照射野的大小和深度，再查深度剂量表来计算照射剂量和照射时间的。在现代放射治疗时代，三维剂量计算的TPS，速度越来越快，剂量计算更加精准。

❹　精准实施

放疗物理师在放射治疗计划设计完成之后，由上级医生审核和确定之后，交给技术员实施放疗。一般患者第一次照射时，主管医生会参与确认患者体位摆位是否准确。在确认患者体位人工摆位和定位时完全一致时，放射治疗机（专业术语是医用直线加速器）自带的锥形束CT（cone beam，CBCT）进行放疗部位的CT扫描。CBCT扫描图像和TPS传到治疗机的图像自动比对，在确认患者体位在X轴、

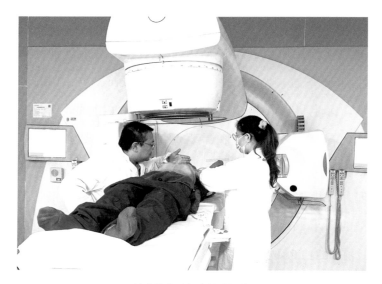

放疗技术员机房放疗摆位

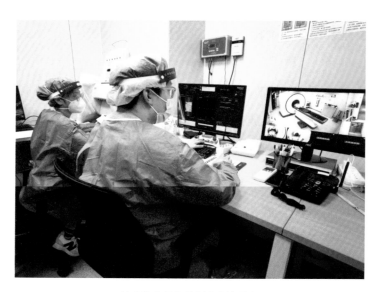

放疗技术员在控制室实施放疗

Y轴、Z轴的误差是在允许范围内后，开始治疗。现代肿瘤放射治疗实施在治疗机图像技术不断提高的前提下，越来越精准，令人放心。

◎ 何谓食管癌放疗的智能化

食管癌放疗的智能化体现在两个方面：一是正常组织勾画能够"一键"完成，二是放射治疗的实施更快、更精准。

初始的放射治疗计划系统，无论是肿瘤靶区的勾画，还是需要限制受照剂量的正常组织勾画，都要求医生在CT扫描层次上逐层勾画。医生的工作量非常大，一般勾画一个食管癌患者的肿瘤靶区、预防照射区及正常组织（如肺、心脏和脊髓等），都要1～2小时。随着图像识别技术和计算机算法的优化，目前能做到正常组织勾画"一键"完成，效率明显提高。目前，正在探索肿瘤靶区和预防照射区的智能化勾画。现在医生勾画一个食管癌患者的肿瘤照射靶区和正常组织，基本上可以在半小时之内完成。

另外，放射实施越来越智能化。20世纪，食管癌患者接受放疗时，若医生设计的是前一后二的3个野，每完成一个照射野，需要放射治疗技术员进到治疗机房转机头到另外一个照射野位置。完成一个食管癌患者的照射，放疗技术员一共需要4次进出治疗机房。当前，无论照射野是多少，只需一次进出，即可完成放疗操作。有些治疗机（如TOMO），还可以自动纠正放射治疗摆位误差，能真正做到"一键"完成摆位修正。既减少了放疗技术员人工手动纠正摆位误差而进出机房的工作量，又加快了放射治疗实施的速度。

① 极早期食管癌内镜下切除后需要放疗吗

对于极早期食管癌，如果在内镜下切除后发现病变到达了黏膜下层，可补行食管癌根治手术或放射治疗。日本的一个研究比较极早期食管癌内镜下切除后行根治性手术和行放射治疗的治疗效果。选择手术组的5年生存率是86.5%，而选择根治性放化疗组的5年生存率是85.5%，手术和放疗组的生存率是非常接近的。因此，在极早期食管癌内镜下切除后发现黏膜下层受侵犯时，放射治疗可以替代根治术，能够完整地保留食管功能，提高了患者的生存质量。

② 食管癌根治性手术后辅助放化疗指征有哪些

食管癌患者接受微创或开胸根治术后，如果手术后病理显示有纵隔淋巴结转移（特别是多发时）、或食管癌原发灶已经累及食管外膜层或食管外膜层以外的气管、心包等邻近正常结构时，患者手术后休息3～4周，需要去放疗科接受辅助放射治疗，以防瘤床和纵隔淋巴结复发，提高患者的生存率。如果手术中发现肿瘤与血管等粘连紧密无法完全切除时，手术医生会留银夹标记，方便放疗科医生勾画放疗靶区，提高局部的放疗剂量。

③ 可手术切除的食管癌根治性手术前放化疗有意义吗

可手术的局部晚期（累及食管外膜或有纵隔区域淋巴结转移）食管癌，根据美国和中国食管癌治疗指南的推荐，标准的治疗方案是先做术前新辅助放化疗，然后进行手术治疗。术前新辅助放化疗后再进行手术的治疗效果要比直接手术的好。荷兰和我国的研究显示，直接手术组的中位生存时间只有24个月，而新辅助放化疗加手术组的中位生存时间达到了49.4个月。为什么先做新辅助放化疗再做手术的效果会比直接做手术的要好呢？一般认为原因有两个：一个是提高了病理的完全缓解率，另一个是增加了肿瘤被完整切除的概率。

❹ 放射治疗是不可手术切除食管癌或无法耐受手术切除食管癌患者的最佳选择吗

部分患者在确诊时，肿瘤发展到了局部晚期，无法通过手术切除来治愈。根治性的同步放化疗是患者治愈的希望。随着免疫治疗的进步，国内外都在探索同期放化疗联合有效的免疫治疗来治愈无法手术的食管癌患者。随着调强放疗技术的不断优化，这部分患者的3年生存率已经由不足30%提高到了40%以上。

❺ 晚期全身转移或复发食管癌患者放疗有价值吗

即使对于晚期出现全身转移或复发食管癌患者，包括骨转移、肝转移、寡转移（小于5个转移病灶）、手术或放疗后局部复发的患者，应以全身化疗联合免疫治疗为主。但对疼痛性骨转移、多发性脑转移（5个以上）、肝转移以及手术或放疗后局部复发的患者，采取合适的姑息性放疗，也能使患者的生存获益，提高生存质量。

❻ 食管癌患者放疗剂量、疗程如何

对于极早期食管癌内镜下切除术后发现肿瘤累及黏膜下层者，采用调强放射治疗：总剂量5 000厘戈瑞，每周放疗

5次，每次放疗给予180～200厘戈瑞，在5～6周完成放疗。

对于食管癌根治术后行术后辅助放疗的患者，没有残留病灶采用调强放射治疗：总剂量为5 000厘戈瑞；若有残留病灶，要再追加剂量1 000～1 400厘戈瑞。每周放疗5次，每次放疗给予180～200厘戈瑞，5～7周完成放疗。

对于接受食管癌术前放化疗的患者，目前的国内外指南采用调强放射治疗：总剂量为4 140厘戈瑞，每周放疗5次，每次放疗给予180厘戈瑞，分23次在5周内完成放疗。

对于无法手术切除局部晚期食管癌患者，接受根治性同期放化疗的剂量，国内外指南建议采用调强放射治疗：总剂量5 000厘戈瑞，每周放疗5次，每次放疗给予180～200厘戈瑞，5～6周完成放疗。但国内也有许多单位，根据肿瘤退缩情况和患者的耐受性，把肿瘤病灶的放疗总剂量追加到6 400厘戈瑞左右。

姑息性放射治疗没有严格的剂量要求，具体病例具体分析。脑多发性转移灶全脑放疗和疼痛性骨转移的姑息放射治疗，一般采用调强放射治疗：总剂量3 000厘戈瑞，每周放疗5次，每次放疗给予300厘戈瑞，分10次在两周内完成放疗。

总之，对于食管癌患者，无论属于病变的早期还是晚期，放射治疗在食管癌的综合治疗中，一直发挥着重要的作用。

三、化学药物治疗：
贵在排兵布阵

◎ 什么是化学药物治疗

　　化学药物治疗是指通过使用化学药物杀灭癌细胞达到治疗目的，和手术、放疗一起并称癌症的三大治疗手段。手术和放疗属于局部治疗，对于潜在的或已经发生转移的病灶难以发挥疗效，而化疗是一种全身治疗手段。无论采用什么途径给药（静脉、口服和体腔给药等），化疗药物可随血液循环到达全身的绝大部分器官和组织。因此，对于一些有全身播散倾向的肿瘤及已经发生转移的中晚期肿瘤，化疗是主要的治疗手段。同时，对于局部晚期食管肿瘤，通过化疗等药物治疗也可缩小瘤体大小，可以创造更好的手术机会。

◎ 食管癌化学药物治疗的种类和杀伤肿瘤细胞的手段有哪些

抗肿瘤药物种类繁多，其作用机制各不相同。

❶ 细胞毒类药物

细胞毒类药物属于烧化剂类，由其氮芥基因作用于细胞的DNA、RNA、酶、蛋白质，导致细胞死亡。如氮芥、卡莫司汀（卡氮芥）、环磷酰胺、白消安（马利兰）、洛莫司汀（环己亚硝脲）等。

❷ 抗代谢类药

此类药物对核酸代谢物与酶结合反应有相互竞争作用，影响与阻断了核酸的合成。如氟尿嘧啶、氨甲蝶呤、阿糖胞苷、疏基嘌呤、替加氟（呋喃氟尿嘧啶）等。

❸ 抗生素类

此类药物来源于微生物，多数由放线菌产生，属细胞周期非特异性药物。有抗肿瘤作用的如放线菌素D（更生霉素）、丝裂霉素、博来霉素、阿霉素、平阳霉素、柔红霉素等。

④ 生物碱类

此类药物的作用机制主要为干扰细胞内纺锤体的形成，使细胞停留在有丝分裂中期，如长春新碱、长春碱、羟基树碱及鬼臼毒素类依托泊苷、替尼泊苷等。

⑤ 激素类

此类药物能改变内环境，进而影响肿瘤生长，有的能增强机体对肿瘤侵害的抵抗力。常用的有他莫昔芬（三苯氧胺）、乙烯雌酚、黄体酮、丙酸睾酮、甲状腺素、泼尼松及地塞米松等。

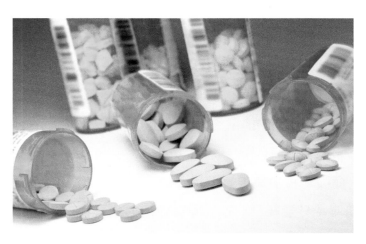

抗肿瘤药物种类繁多，应个体化治疗方案

❻　其他

其他药物泛指不属于以上诸类，如丙卡巴肼、羟基脲、L-门冬酰胺酶、顺铂、卡铂等。

◎ 化疗药物如何选择搭配

肿瘤细胞增殖划分为5个时相，包括G0（静止期）、G1（合成前期）、S（合成期）、G2（分裂前期）和M期（有丝分裂期）。通过这一系列过程的不断重复，细胞不断增多，肿瘤也生长得越来越大。化疗药物各自有自己的特色，所以对人体细胞增殖周期影响也各不相同，按其对细胞增殖周期的影响，可分为：①周期非特异性药物，即对增殖或非增殖细胞都有作用的药物，如氮芥类、环磷酰胺、抗生素类等。②周期特异性药物，作用于细胞增殖整个或大部分周期时相者，如氟尿嘧啶等抗代谢类药物。③周期时相特异药物，药物选择性作用于某一个时相，如阿糖胞苷、羟基脲抑制S期，长春新碱抑制M相。这类药物对骨髓及肿瘤细胞的量效曲线也随剂量增大而下降，但达到一定剂量时，疗效不再增强，即再增加剂量，也不会有更多的癌细胞被杀死。

可以联合使用打击不同增殖阶段的几种药物，或按细胞增殖周期先后使用周期特异性药物或周期非特异性药物（称为序贯治疗），以提高治疗效果。例如，对大肠癌可用氟尿嘧啶、长春新碱和环磷酰胺联合等。一般认为，瘤体小，倍增时间短，患者情况较好，可用较大剂量；晚期瘤体大，倍增时间长，患者情况差，剂量宜小。

◎ 化学药物是不是只能通过血管输入

抗癌药物的给药途径一般是静脉点滴，除此之外，还有肌肉注射或口服等全身用药方法。为了提高肿瘤的药物

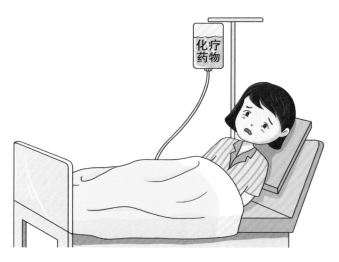

常见的化疗药物是通过输液的方式进入体内的

浓度，有时也可采用瘤体内注射或局部灌注等方法，既可保持肿瘤组织内有较高的药物浓度，又可减轻全身的不良反应，如经肝动脉插管化疗栓塞或胸腹腔积液穿刺抽液后灌注化疗药物等。

◎ 化疗药物的毒副反应是不是都非常大

化疗能够杀伤肿瘤细胞，控制肿瘤发展，延长晚期肿瘤患者的生存时间，但是治疗过程中也杀伤正常的细胞，这就导致了不良反应的发生。但是通过药物选择搭配和剂量大小和个体情况的评估，会使不良反应大幅度减少，而且一般不良反应都是暂时的，通过现在新型的保护药物处理能够预防、减轻不良反应或者很快缓解不良反应，所以一般不用特别担心。

◎ 化疗药物常见的不良反应

❶ 骨髓抑制

应用卡铂、紫杉类和长春新碱类等化疗药物时容易发生骨髓抑制，建议患者于化疗后每周复查1～2次血常规。根据具体化疗方案及患者血象变化的特点，复查时间间隔可酌情增减。主要表现为①白细胞抑制：化疗后1周左右出现，至10天左右达到最低点，一般Ⅰ度和Ⅱ度的白细胞抑制无须处理，多可自然恢复，且不会影响下个疗程的化疗；通常Ⅲ度和Ⅳ度的白细胞抑制需要积极处理，可选择粒细胞集落刺激因子药物。②血小板抑制：血小板的下降比白细胞晚，Ⅰ度和Ⅱ度的血小板抑制无须处理；Ⅲ度和Ⅳ度的血小板抑制需要积极处理，可选择rh-TPO或者血小板刺激因子等，严重者需要输血治疗。③血红蛋白抑制：血红蛋白下降比前两者晚，Ⅰ度和Ⅱ度无须处理，Ⅲ度和Ⅳ度需要积极处理，如补充铁剂等造血原料，严重者需要输血治疗。

❷ 消化道症状

对胃肠道反应明显的药物有顺铂、氟尿嘧啶类和伊立替康等，可发生于化疗后数小时或数天，主要表现为恶心、呕吐、便秘、腹泻、肠梗阻等，根据恶心呕吐程度可选择5-HT3受体拮抗剂、NK-1受体拮抗剂、糖皮质激素和奥氮平等药物，组成两联、三联或四联药物进行治疗。对便秘应用乳果糖、开塞露等润肠通便药物，腹泻应用蒙脱石散等止泻药物，同时添加益生菌改善肠道菌群环境。对于肠梗阻患者，轻中度患者可进行禁食、胃肠减压等内科保守治疗，重度患者需要放置胃或空肠营养管或手术治疗。

❸　末梢神经炎

紫杉类和长春碱类药物易诱发周围神经，主要表现为手指麻木、酸痛等。周围神经毒性是具有可逆性的，严重者需及时停药。补充大剂量维生素可以减轻症状，化疗间歇时给予B族维生素有利于末梢神经症状的减轻。严重的末梢神经炎是停化疗的指征。

❹　脱发

脱发是化疗期间常见的副作用，紫杉醇药物以及长春新碱类化疗药易导致脱发，目前没有很好的处理脱发的方法。一般化疗停止后可以长出新发，重要的是让患者减轻心理负担。

❺　心脏毒性

紫杉醇药物（泰素、特素、紫素等）对心脏的传导系统有影响，主要表现房室传导阻滞、心律失常等；化疗期间要进行心电监测。心脏的监测方法：超声心动图检查；左心室射血分数不应该低于60%（绝对标准）；和上次化疗相比，左心室射血分数下降不超过20%（相对标准）。

⑥ 肝、肾功能损伤

顺铂对肝、肾脏损伤最大，化疗前应了解患者有无肝炎病史。建议每化疗一个周期，复查1次肝肾功能。一旦出现肝功能损伤，应当全面评估肝功能，并予以保肝药物治疗。肾功能不全者禁用有肾毒性的药物，在使用肾毒性药物如顺铂时，应注意足量水化，且需要注意药物间的相互作用，保护肾功能。化疗期间应定期复查肌酐清除率。

⑦ 神经系统毒性

应用奥沙利铂等药物前，须告知患者避免接触寒冷物品，并给予营养神经药物。出现严重神经毒性时，应停药。

⑧ 听神经损伤

顺铂也最容易引起听神经损伤，出现听神经损伤时，应该立即请耳鼻喉科会诊，进行听力试验，是停止该化疗药物的指征。

◎ 食管癌患者化疗前，需要做哪些评估和准备工作

化疗前需要对身体状况、肿瘤情况和各项脏器指标进

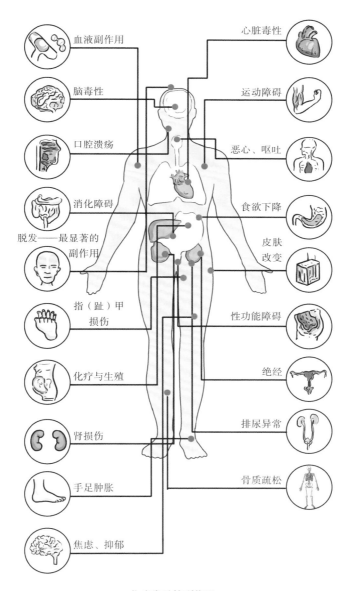

化疗常见的副作用

行评估和准备，以便让治疗更顺利和不良反应发生率降低，一般包括以下4个方面。

① 评估患者自身条件

根据体力状态，来评估患者对治疗的耐受性情况。例如，根据美国东部肿瘤协作组—体力状态（Eastern Cooperative Oncology Group-Performance Status，ECOG-PS）评分判定，如果可以保持正常活动是0分，提示体力状态最好；如果可以生活自理，能够进行轻体力活动是1分，也不错；如果可以生活自理但是白天经常卧床是2分，就稍差；如果到了能够起床但是白天卧床时间超过一半时间是3分，就更差。一般，2分以下需要注意评估能否耐受化疗，是否需要单药或者极少量药物了。

② 评估肿瘤情况

通过病理和细胞学明确病理类型，通过病史、体格检查及影像学检查明确疾病分期，评估发展趋向，确定治疗目标。治疗前影像学资料留作基线参考，方便治疗后对比疗效及长期随访。

❸　评估各项脏器指标

治疗开始前1周内行血常规、肝肾功能、心电图等检查，排除化疗禁忌证后可行化疗。化疗或综合治疗后需警惕相关不良反应，对于血常规中性粒细胞绝对值<1.5×10^9/升、血小板<75×10^9/升、血红蛋白<90克/升，需重新评估治疗方案。

❹　评估合并疾病情况

化疗前，医生需要评估患者有无活动性消化道穿孔出血、胃肠梗阻、肺栓塞、休克等严重并发症。如果患者合并非肿瘤性发热，体温应小于38℃。如果患者合并心、肺或其他慢性内科疾病，可根据病情进行相关检查，如24小时动态心电图、超声心动图、心肌酶谱、脑钠肽、肺功能检查等，进行多学科会诊以评估整体病情，指导后续治疗方案。

◎ 为什么有些食管癌患者即使能够手术，也要先进行药物治疗

术前的药物治疗又称为新辅助治疗，有利于肿瘤降

期、缩小体积负荷、减少手术创伤、消灭全身微小转移灶、达到完全切除，同时可以观察肿瘤对药物治疗方案的反应程度，指导术后的化疗。特别是对于可手术切除的局部晚期（如瘤体大，位置和重要脏器关系密切）食管癌患者，可行新辅助化疗。那么，对于可手术切除的局部晚期食管下段及食管胃交界部癌患者，也推荐围手术期化疗、新辅助化疗或放疗。

四、靶向药物治疗：
重在优化组合

◎ 靶向治疗如何起作用

"靶"是指射击用的目标。靶向治疗是指利用肿瘤细胞与正常细胞之间的差异，针对癌细胞特有的基因、蛋白质或组织环境，采用封闭受体、阻断信号通路传导等方法，特异性地抑制癌细胞的生长和扩散。靶向治疗药物具有"精确杀敌"的特点，可使肿瘤细胞特异性死亡，而很少波及正常组织细胞。

靶向治疗并不对所有肿瘤都有效，一个肿瘤患者能否接受靶向治疗要考虑两个因素：一是在肿瘤细胞中要检测到有意义的基因突变，二是需证实针对该靶点的分子靶向药物在人体临床试验中安全有效。

◎ 如何找到合适的治疗靶点

　　并不是所有患者都适合靶向治疗，也并非所有肿瘤都有相同的治疗靶点。通常情况下，医生会对患者的组织标本进行相应的基因检测，筛选出潜在获益人群，从而制订个性化靶向治疗方案。如果组织标本不可获取或样本量不足，也可以使用体液标本（如血、腹水或胸腔积液等）来进行循环肿瘤DNA突变检测。医生会根据基因检测结果来评估靶向治疗的可能性，判断患者的疾病预后。如果能找到特异的基因突变，并且该基因有对应的靶向药物，就可以通过阻断这些靶点，精准施治。

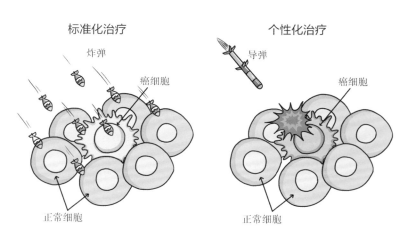

靶向治疗即特异性攻击癌细胞

◎ 食管癌的靶向治疗现状

针对胃—食管交界处腺癌，借鉴胃腺癌的治疗，对于抗人表皮生长因子受体-2（human epidermal growth factor receptor 2，*Her-2*）过表达晚期患者，一线治疗推荐曲妥珠单抗联合化疗；标准治疗失败的三线及后线患者，推荐阿帕替尼单药治疗。

针对食管鳞癌，靶向治疗发展滞后，迄今为止尚无获批适应证的靶向药物。这可能与食管鳞癌异质性高，涉及多条通路改变，靶点分散，缺乏高频的驱动基因突变有关。

◎ 食管癌的分子靶向治疗药物

分子靶向药物按照靶点数目的不同，可分为单靶点药物和多靶点药物；按照靶点定位的不同，可分为肿瘤靶向药物、血管靶向药物、免疫靶向药物等；根据药物作用与肿瘤细胞通路的不同，可大致分为 *Her-2* 抑制剂、抗血管生成治疗—血管内皮生长因子（vascular endothelial growth factor，*VEGF*）抑制剂、表皮生长因子（epidermal growth factor receptor，*EGFR*）抑制剂、*c-MET* 抑制剂、*PI3K/Akt/mTOR* 抑制剂等。

❶ *VEGF*抑制剂

癌症细胞需要新生血管运输血液及营养物质，因此抗血管生成治疗的作用是使肿瘤"饥饿"，以减缓或阻止癌细胞的生长和扩散。

*VEGF*是肿瘤血管生成的关键介质。针对*VEGF*通路的靶向治疗，一方面可抑制肿瘤生长；另一方面可以纠正肿瘤血管异常的结构和功能，增加抗肿瘤药物的通透率，提高药效。*VEGF*通路抑制剂可分为两种类型。

1）靶向VEGF及其受体的单抗，与*VEGF*结合，阻止其与*VEGF*受体（VEGFR receptor，VEGFR）结合，抑制肿瘤新生血管的生成。例如，雷莫西尤单抗（Ramucirumab）为VEGFR-2的拮抗剂，可以特异性结合VEGFR-2并阻断其配体*VEGF*的配位，抑制血管生成。对于晚期食管腺癌一线治疗失败后的患者，推荐雷莫西尤单药或联合紫杉醇二线治疗。

2）多靶点受体酪氨酸激酶抑制剂，如舒尼替尼、仑伐替尼、阿帕替尼、安罗替尼、呋喹替尼等，通过改变VEGFR、血小板衍生生长因子受体（platelet derived growth factor receptor，PDGFR）、c-Kit等血管生成信号通路的激酶活性，抑制血管形成。例如，阿帕替尼目前被批准用于晚期食管腺癌的三线及后线治疗，安罗替尼目前被推荐用于复发和转移性食管癌的二线以上治疗。

目前有观点认为，应控制抗血管生成的"度"，使血管正常化，以便化疗药物充分进入肿瘤组织。初步临床数据显示*PD-1*抑制剂联合抗血管生成抑制剂对二线治疗晚期食管鳞癌有良好的效果。如何将抗血管生成治疗与化疗、靶向治疗或免疫治疗结合起来，值得更多的探索。

❷ Her-2抑制剂

部分食道癌细胞表面有过度表达的*Her-2*蛋白。它可以帮助癌细胞生长，大约20%的食管腺癌为*Her-2*阳性。

抗*Her-2*抑制剂可以与细胞表面的*Her-2*特异性结合，阻止*Her-2*信号通路传递，从而阻碍癌细胞的生长；还可以刺激人体的免疫细胞去杀伤癌细胞。目前已上市的药物有抗*Her-2*单抗，如曲妥珠单抗；口服小分子酪氨酸激酶抑制剂，如拉帕替尼和吡咯替尼等；抗*Her-2*的抗体偶联药物（antibody drug conjugate，ADC）如DS-8201、维迪西妥单抗、TDM-1等。

1）曲妥珠单抗：曲妥珠单抗联合化疗适用于既往未接受过治疗的*Her-2*阳性晚期食管—胃交界处腺癌患者。

2）维迪西妥单抗及DS-8201：维迪西妥单抗及DS-

8201通过靶向*Her-2*受体，将偶联的化疗药直接带入癌细胞，使癌细胞被溶酶体吞噬。这两种药被批准用于既往二线及后线治疗失败的*Her-2*阳性晚期食管—胃交界处腺癌患者。

❸ EGFR

国内外研究数据表明，食管癌患者中EGFR高表达的比例高达43%～89%，这是抗EGFR治疗的理论基础。尼妥珠单抗联合化疗治疗晚期或不可切除的食管癌，或联合同步放化疗治疗局部晚期食管鳞癌已看到初步疗效，大型临床研究也正在进行中，鼓励患者积极参与治疗。

❹ 针对其他通路的酪氨酸激酶抑制剂

恩曲替尼和拉罗替尼可治疗带有*NTRK*基因融合的食管癌。c-MET、CDK4/6、WNT等信号通路也处于初步评估阶段，未来可能成为食管癌的潜在治疗靶点。

◎ 靶向药物的不良反应及处理方法

相较于传统的化疗药物，分子靶向治疗药物的不良反应较少，治疗耐受性更好。然而，靶向抗肿瘤药物虽然具

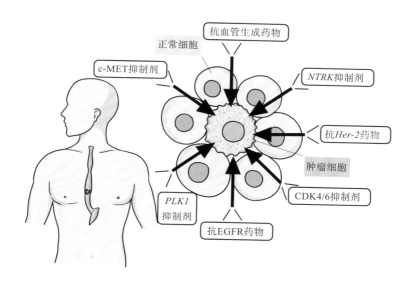

食管癌靶向治疗示意图

有较强的靶向性和选择性，但仍可对正常的细胞和器官产生一定的损伤，从而引起不良反应。靶向药物引起的副作用大多可以逆转，但如果不及时处理，会影响患者的生活质量，以致必须减用或停用靶向药物，影响临床疗效，严重的甚至会威胁生命。治疗期间需要做好不良反应的管理，根据症状严重程度分级处理，轻度的不良反应通常可以继续治疗，密切监测；而中至重度的不良反应则往往需要调整剂量甚至停药。

不同作用机制的靶向药物的不良反应谱存在差异，靶向药物常见的不良反应包括以下几种。

❶ 皮肤毒性

皮肤毒性反应表现为皮肤炎症，如痤疮样皮疹、手足综合征、指甲改变、毛发异常等；或皮肤表皮增殖异常，如角化病、脂溢性皮炎、寻常疣、日光性角化病、角化棘皮瘤等。

❷ 消化系统毒性

消化系统毒性反应主要包括口腔黏膜炎、腹泻、肝脏毒性、厌食纳差、恶心呕吐、便秘等。

❸ 血液系统毒性

血液系统毒性反应相对较少，主要包括中性粒细胞减少、淋巴细胞减少、血小板减少和贫血等。

❹ 心血管系统毒性

心血管系统毒性反应主要包括血压改变和心脏毒性，多见于高龄、儿童、合并高血压病史和心脏病史以及心脏区域接受过放射治疗者。抗 *Her-2* 类药物可能导致心脏受损，用药期间建议定期监测心脏功能，注意避免与蒽环类药物同时给药（如表柔比星或阿霉素），它们的联合使用可能会增加心脏毒性。

❺　呼吸系统毒性

呼吸系统毒性反应主要包括咳嗽、间质性肺炎等。间质性肺炎虽然发生率较低，但若不及时处理可能致命。食管癌合并放疗患者的间质性肺炎发生率可能增加，需要格外警惕。

❻　泌尿系统毒性

泌尿系统毒性反应包括蛋白尿、肾功能不全、肾病综合征、电解质紊乱等。

❼　神经系统毒性

泌尿系统毒性反应较为少见，包括多灶性脑白质病变、后脑白质病变综合征、脑血管事件等，还包括周围神经病变、感觉异常、头晕等。

❽　内分泌系统毒性

少数靶向药物可引起内分泌及代谢异常，严重时可引起糖尿病酮症酸中毒、脂质代谢异常、甲状腺功能异常、性腺功能降低等。

❾ 其他

　　抗血管生成治疗存在特殊的不良反应，包括高血压、蛋白尿、血栓/出血、伤口延迟愈合，甚至可能导致胃或肠道穿孔。靶向药物对于妊娠的影响研究报道比较少，怀孕期间应尽量避免使用。

五、免疫治疗的
有效性与安全性

◎ 什么是免疫治疗

免疫治疗是通过增强机体的免疫反应或利用各种方法刺激免疫系统反应来抵抗肿瘤细胞。传统意义上的免疫治疗主要包括主动性免疫治疗、过继性免疫治疗、癌症疫苗、细胞因子等，但早年在大多数肿瘤中并未取得明确临床疗效。

免疫逃逸是肿瘤发生发展的重要特征之一。越来越多的基础研究证实，细胞毒性T淋巴细胞相关抗原4（cytotoxic T lymphocyte-associated antigen-4，CTLA-4）、PD-1、T淋巴细胞免疫球蛋白黏蛋白3（T cell immunoglobulin domain and mucin domain-3，TIM-3）与对应受体的结合，激活下游免疫抑制信号，是导致这种免疫逃逸的关键因素。因此，以上分子也被称为免疫检查点。针对这些分子设计的特异性单克隆抗体，通过与阻断受体结合，使肿瘤细胞可以重新被人体免疫系统识别和清除，因此被称为免疫检查点抑制剂。

抗肿瘤药物经历了近百年的发展，继化疗和靶向治疗之后，近10年以免疫检查点抑制剂为代表的免疫治疗成为抗肿瘤药物治疗的重要手段，并取得了突破性进展。免疫治疗或以免疫治疗为基础的联合治疗成为许多肿瘤（包括食管癌）治疗的优先推荐标准方案。

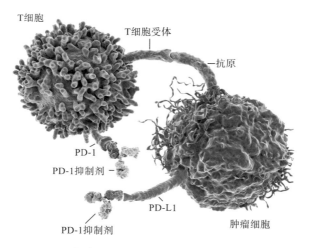

免疫治疗已成为治疗癌症的新武器

◎ 免疫治疗在食管癌中的临床应用

❶ 食管癌免疫治疗的临床适应证有哪些

针对食管癌，免疫治疗的临床应用被证实可提高患者生活质量，减少疾病进展风险和显著延长患者生存期，且安全性良好。目前，应用最多、临床证据最充分的免疫治疗药物是PD-1单抗。目前，PD-L1被国家药品监督管理局批准治疗食管癌的适应证包括：①既往接受过一线标准化疗后，肿瘤继续进展或不可耐受的局部晚期或转移性食管鳞状细胞癌患者的二线及后线治疗；②联合紫杉类和铂类或联合氟嘧啶类和铂类化疗，适用于初诊晚期或转移性食管鳞癌患者的一线治疗；③经新辅助放化疗及完全手术切除后仍有病理学残留的食管癌或食管胃连接部癌患者的辅助治疗。

❷ 晚期或转移性食管癌，免疫治疗如何合理选择

目前，免疫治疗是晚期食管癌治疗领域的热点。迄今，多种PD-1单抗获得国家药品监督管理局批准用于治疗食管癌的适应证，部分已经被纳入医保报销目录。随着品种逐渐增加，患者也可以有更多的选择。

在不同的疾病阶段，主管医生都可能根据最新的临床

研究阳性结果及适应证来合理选择使用获批的PD-1单抗。比如，针对初诊转移或不可手术切除晚期食管癌患者，在标准化疗基础上联合PD-1单抗治疗能够带来显著的生存获益。而对于首次诊断后未接受免疫治疗患者，当病情进展后可考虑优选免疫治疗。证据表明，与单药化疗相比，PD-1单抗能够给患者带来更多生存获益和提高患者的生活质量。

③ 如何应对PD-1单抗治疗食管癌失败

研究数据表明，只有一部分患者可以从PD-L1单抗单药中获益，许多接受化疗联合PD-1单抗治疗的晚期食管癌患者陆续出现疾病恶性进展。

对于免疫治疗失败患者或免疫治疗耐药患者，目前无充分证据支持继续免疫治疗。新型免疫联合治疗策略，如联合不同化疗药物，联合分子靶向药物或联合放疗等，或者应用新型免疫检查点抑制剂等，或许可克服PD-1单抗耐药，使患者人群受益。目前正在进行新型联合策略和其他免疫检查点抑制剂包括PD-L1单抗、T细胞免疫球蛋白和ITIM结构域蛋白（TIGIT）单抗、CD40激动剂等的临床研究，我们鼓励患者积极参与。

❹ 针对局部晚期或非转移性食管癌的免疫治疗

对于初诊接受放化疗再完成根治性手术的非转移性食管癌患者，如果手术后病理证实仍然存在肿瘤残留，接受为期1年的PD-1单抗巩固治疗，能够显著降低疾病复发转移风险和提高无瘤生存率。

◎ 免疫治疗的副作用

尽管相比于传统化疗，接受单纯免疫治疗的食管癌患者体验感会更舒适，但这些免疫治疗药物仍然会带来相应的副作用，且具有以下4个重要特点。

❶ 特定毒性反应谱

相比于化疗所致的骨髓抑制、消化道反应、神经毒性等，免疫治疗相关反应谱存在特殊性。在接受免疫治疗的过程中，相关副作用可能在任何器官以及任何时间出现，没有规律。

❷ 低毒

多项临床研究数据证实，接受化疗联合PD-1抗体治疗和接受单纯化疗的整体副作用发生频率基本一致。但是相比于单纯化疗，联合策略对生活质量的影响显著降低。

❸ 大部分可控

免疫相关副作用绝大部分为轻度，经过医生对症治疗后可完全恢复。但是在接受免疫治疗期间，甚至停止治疗之后，患者仍然可能出现副反应。因此，主治医生在患者接受治疗期间会定期复查相关血液及影像指标，以便及早发现。同时，患者一旦出现一些新的临床症状或者原有临床症状明显加重，都应该及时跟主管医生联系，并向接诊医生告知相关治疗病史，以便能早期发现、及时治疗。

❹ 处理特殊性

基于免疫治疗的特殊机制，一旦发生免疫治疗相关副作用，医生就会根据相应的程度采取密切观察、停药、对症处理等不同措施。以糖皮质激素为代表的免疫抑制剂是主要药物之一，其他可能用到的药物有丙种球蛋白、英夫利昔单抗、托珠单抗、吗替麦考酚酯等。

六、内镜治疗：
内科医生外科化

食管癌诊断时的临床分期是决定治疗方式的主要因素，也是决定患者预后的重要因素。随着癌症筛查的普及、内镜电子染色及放大技术的推广，越来越多的患者能够在内镜微创手术的治疗中获益。尤其是食管早癌的内镜下治疗，已几乎替代传统外科手术方式，获得指南推荐。这也使内科医生拿起"手术刀"做起了微创手术，患者创伤小、恢复快，小小的内镜起到了大大的作用。

食管癌的内镜下治疗不仅包括早期食管癌及其癌前病变的内镜下治疗，也包括进展期食管癌的内镜下治疗，在食管癌各个时期的诊断以及治疗中起到了重要作用，主要有：内镜下黏膜切除术、内镜黏膜下剥离术、内镜下的肿瘤消融术、食管扩张、食管内支架植入术以及内镜下氩离子凝固术等。

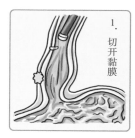

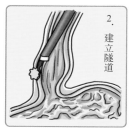

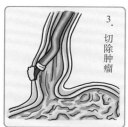

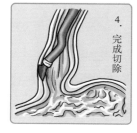

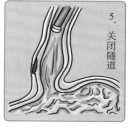

内镜下切除术示意

◎ 哪些病灶可以进行内镜下切除术

食管腺癌和鳞癌均可行内镜下切除。在进行内镜治疗前，对食管癌患者进行广泛而准确的分期诊断是至关重要的。肿瘤浸润深度、肿瘤边缘的识别和淋巴结转移的评估是决定内镜治疗的可行性和选择治疗方式的关键因素。

食管早癌内镜下切除的绝对适应证为：病变局限于上皮层和黏膜固有层的T1a期食管癌，淋巴结转移风险低；内镜下切除的相对适应证为：病变延伸至黏膜肌层或轻微浸润黏膜下层（黏膜下浸润深度<200微米），范围≥3/4环周、

切除后狭窄风险大的病变，应向患者充分告知术后狭窄等风险；浸润深度（＞200微米）达到黏膜下层（T1b）的病变与转移有关，在这种情况下，即使它们被归类为浅表性癌，也应该以与晚期癌相同的方式进行治疗。

◎ 如何选择早期食管癌内镜下的治疗方式

食管早癌的内镜切除技术包括内镜下黏膜切除术、内镜黏膜下剥离术等。内镜下黏膜切除术是内镜下将黏膜病灶整块或分块切除，操作简单创伤小。内镜黏膜下剥离术是进行黏膜下注射后，使用特殊电刀分离黏膜层与固有肌层之间的组织，把病灶和黏膜下层完整剥离的方法。内镜黏膜下剥离术可以获得更高的整块切除率和完全切除率。若病灶较小能够完整切除，可考虑内镜下黏膜切除术。食管的癌前病变包括食管鳞状上皮细胞异型增生和巴雷特食管异型增生。如果病理提示低级别上皮内瘤变未选择内镜下治疗，需定期随访；如果提示高级别上皮内瘤变，则推荐内镜下切除和切除后射频治疗。

内镜下非切除治疗包括射频消融术、氩离子凝固术、光动力治疗、冷冻治疗等。这些内镜下非切除技术既可单独使用，也可与内镜切除术联合应用。非切除治疗方法可致肿瘤毁损，但是无法获得组织标本进行病理学评估，也无法判别治疗状态，因此术后仍需要严密随诊，长期预后尚待明确。对于存在食管黏膜切除或消融禁忌证的患者，可考虑选择内镜下非切除治疗。

侵犯黏膜下层的肿瘤发生淋巴结转移的可能性显著增加，手术切除的预后更好。对于肿瘤3级分化、黏膜下层深层（>200微米）浸润、有淋巴结或血管浸润，应考虑食管外科切除，而非内镜下治疗。

◎ 内镜切除治疗常见的并发症及处理方法

❶ 出血

出血的预防大于治疗，出血可能与病变部位、大小及类型、剥离层次、病变的粘连程度、血管分布、操作者的熟练程度等相关。

❷ 穿孔

术中术后均可出现穿孔，操作过程中使用二氧化碳气体及夹闭肌层破损处可降低穿孔发生率，而创面处肌层暴露则会增加穿孔风险。如果消化道内积聚大量气体，容易使小的肌层裂伤形成穿孔，因此操作过程中应及时抽吸消化道内的气体。严格掌握内镜切除适应证、充分的黏膜下注射及选用合适的器械也有利于预防穿孔发生。

❸ 食管狭窄

内镜下切除后管腔狭窄多见于术后一个月左右，常伴有不同程度的吞咽困难。大于3/4环周的食管黏膜病变术后，狭窄发生率可达88%～100%。预防治疗后狭窄比较常用的是糖皮质激素，已经出现狭窄的可通过扩张或支架置入改善进食。

◎ 对于进展期食管癌，还有哪些内镜下治疗方法

进展期食管癌的治疗方式以手术、化疗及放疗相联合的综合治疗为主。对于严重进食困难、合并狭窄或梗阻、合并食管气管/纵隔瘘、全身因素不能耐受手术或放化疗的患者，可以行内镜下的姑息治疗，主要包括单纯扩张、氩离子凝固术、光动力治疗、食管内镜下支架置入术、内镜引导下营养管置入术、经皮内镜下胃（空肠）造瘘术以及其他消融手术等。该治疗可以改善进食，缓解患者症状，提高患者的生活质量。

内镜下治疗均受到内镜医师经验水平、设备器械精密

度、食管肿瘤及患者全身并发症等诸多因素的影响，术中术后可能会出现出血、穿孔、狭窄、感染等并发症，需要严格评估患者病情，把握适应证，提高技术，避免治疗带来的风险。

七、光动力治疗：
异军突起的新手段

光动力治疗是恶性肿瘤治疗的一种新型手段，是利用光能破坏异常和恶性肿瘤组织的临床治疗方法。其原理是：给人体注射光敏剂后，光敏剂在人体内循环一段时间后，会在肿瘤组织内选择性富集，此时对肿瘤局部予以一定波长的激光进行照射，激发氧分子，从而产生活性单线态氧和自由基，破坏肿瘤细胞，引起肿瘤组织的坏死，进而达到治疗肿瘤的目的。

光动力治疗具有痛苦少、效果好，对正常组织损伤少，可以重复多次治疗，可保护容貌及重要器官功能等优势。随着激光、光纤、内镜等技术的发展，光动力治疗已被广泛应用到多个系统作为各种恶性肿瘤的重要治疗及辅助治疗手段，尤其对年老体弱、不能耐受手术和化疗的患者更为适宜。早在20世纪80年代，我国学者就已经开展光动力治疗用于食管癌的研究工作。

◎ 哪些人适合做光动力治疗

对于早期食管癌，手术治疗或内镜黏膜下剥离术是主要根治手段，但相当一部分病例因肿瘤部位特殊或因全身状态差，不适宜手术治疗。光动力疗法为这些病例提供了根治机会。对于梗阻性食管癌，光动力疗法能有效地消除癌性梗阻，改善吞咽困难的症状。

光动力治疗分为根治性治疗和姑息性治疗。根治性光动力治疗是指经光动力治疗后病变完全缓解的治疗方法，适应证有：食管癌的癌前病变，如食管黏膜上皮内瘤变；早期食管癌T1N0M0；手术或放化疗后局部复发的，或者经过内镜下微创治疗后局部复发的表浅肿瘤，不适宜手术、放化疗的晚期食管癌；放化疗后或术后肿瘤复发食管梗阻。姑息性治疗指高龄且不能耐受根治性治疗的患者的治疗，可以改善症状、提高生活质量、延长生命。

◎ 光动力治疗需要做哪些准备

❶ 治疗前评估

进行光动力治疗之前，需要患者提供近期的胃镜检查结果，以判断是否适合做光动力治疗，以及胃镜下肿瘤长度、梗阻程度。如果内镜不能通过，需要结合影像学以明确病变侵犯范围、是否有瘘、与周围组织的关系等，还需要进行各项实验室检查，明确血液指标及其他有无异常。

❷ 光敏剂滴注

注射光敏剂前，应做皮肤过敏试验，确定阴性后方可给药，以免引起过敏反应。目前，国内批准用于实体瘤治疗的光敏剂是喜泊分（血卟啉注射液，0℃以下保存），用法：按照2～5毫克/千克的剂量加入250毫升生理盐水中，在1小时内用避光输液器滴注完毕。在滴注过程中，医生需要严格观察患者的生命体征，滴注结束后48～72小时，进行激光治疗。还有很多在研临床试验用药，需要按照药品说明书使用。

❸ 避光宣教

避光宣教是食管癌光动力治疗重要的一环，输注完光敏剂后即刻开始避光。光敏剂对其他光线（如阳光、荧光灯灯光）也有光感性，可发生光敏反应，因此用药后应至少避光一个月。治疗后第1～30天远离阳光直射，尽量在室内活动，如需白天出门，则必须尽可能地保证衣着能够遮盖保护皮肤，同时佩戴墨镜。即使只坐在车内或遇到多云的日子，以上的保护措施都是必需的。

　　光敏感持续的时间因人而异。避光30天之后，可以用小面积皮肤（如手背或手臂上的一小块）做一个测试，以检验光敏反应是否依然存在。取一个纸袋并剪开一个约5厘米的小孔，然后将手放在纸袋中，暴露于日光下10分钟左右。24小时之内，若开孔部分皮肤有水肿、红疹或水疱出现，则应继续避光，两周后再试；如果24小时后没有出现以上的症状，可以酌情一点点增加光照时间。光敏剂也将在体内渐渐地被清除。但仍然需注意观察光照后的反应，并仍需尽量限制中午11点至下午2点间的户外活动。

◎ 光动力治疗的过程

　　患者治疗前需禁食水8～12小时；治疗前30分钟，皮下注射阿托品以减少分泌物，必要时可以给予镇静及镇痛药物；建立静脉通路，监测心电各项指标。治疗前，医生需要给患者行胃镜检查，以明确肿瘤范围和肿瘤大小，制订相应的光动力治疗计划，确定治疗方案。

　　做胃镜时，将病变置于视野中央，从活检孔插入柱状光纤。照射时，应尽量使光纤贴近病变位置，根据病变的范围采用不同弥散范围的柱状光纤，照射范围需充分覆盖病灶。治疗结束后，观察有无活动性出血及其他异常，如无异常，退镜。若管腔狭窄致胃镜不能通过，也可在X射线下行光动力治疗。根据治疗目的，调整功率密度和照射时长，直至达到治疗需要的能量密度。如果病情需要，可24小时后进行复照，复照前需清除坏死组织，坏死组织的清除对于提高光动力治疗的临床疗效极为重要。复照要根据肿瘤大小和部位确定照射剂量，根据病灶的具体情况适当降低或升高照射剂量。

◎ 术后康复及并发症处理

术后需要对患者进行避光宣教。光敏反应的症状类似严重的阳光灼伤，典型的反应为轻到中度红斑，重者发生肿胀、瘙痒、烧灼感或发生水疱、眼部不适。如出现上述症状，避免光照，涂抹激素类药物，严重者及时就医。部分食管癌患者光动力治疗后出现低热、胸痛、恶心呕吐等症状，一般能够耐受。可给予对症处理，常规给予皮质醇激素以减轻水肿反应，胸痛可给予相应镇痛药物，如质子泵抑制剂药物等，以避免严重不良反应的发生。当出现穿孔或瘘的情况，立即禁食水，建立全胃肠外静脉营养，予以抗感染治疗，必要时可以考虑放置食管覆膜支架、放置胃肠营养管或经皮胃（空肠）造瘘。食管癌行光动力治疗后可发生局部瘢痕狭窄，根据患者具体情况，可行食管扩张术或放置食管支架，以缓解患者狭窄症状。

八、中西医结合：
中国方案的特色

食管癌患者化疗后易产生耐药性，且常伴有恶心呕吐、骨髓抑制、肝肾功能损伤和心脏毒性等毒副作用。中医药具有改善肿瘤微环境和增强人体免疫等功能，中西医联合化疗可以起到增加局部控制率、提高生存率、减毒增效、改善临床症状和提高生活质量的作用。

◎ 中医对食管癌的认识和治疗原则

中医称食管癌为"噎膈"，发病过程概括为"噎—吐—痛—梗—衰"。中医古代文献中早有记载，最早可见于《内经素问·至真要大论》"饮食不下，膈咽不通，食则呕"及"厥阴之胜，胃脘当心而痛，上交两胁，其则呕吐，膈咽不通"。与临床中食管癌的症状相符。朱丹溪在《脉因证治·噎膈》中指出："血液俱耗，胃脘亦槁。"并提出"润养津血，降火散结"的治疗大法。李用粹在《证治汇补·噎膈》认为，"有气滞者，有血瘀者，有火炎者，有痰凝者，有食积者，虽分五种，总归七情之变"，并提出"化痰行瘀"的治法。叶天士在《临证指南医案·噎膈反胃》中指出噎膈的病机为"脘管窄隘"。其主要的病因病机为："七情所伤，痰气交阻，痰瘀互结；或酒食所伤，湿浊内生，津伤血燥；或年老体衰，脏腑虚衰，血竭津枯，致食道窄隘、涩滞、噎塞不通，噎膈乃成。"其病位在食道，属胃气所主，又与肝、脾、肾密切相关。

总之，大多数学者认为七情内伤、酒食不节、久病年

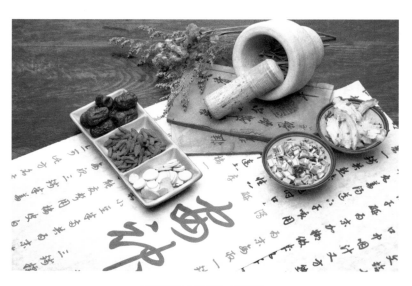

中医将称食管癌为"噎膈"

老致使痰、气、瘀交阻，津气耗伤，胃失通降而成"噎膈"之证。中医重视整体观念和辨证论治，本病的治疗应权衡本虚标实的程度，辨证论治。初期重在治标，宜以理气、化痰、消瘀、降火为主；后期重在治本，宜以滋阴润燥、补气升阳为主。近年来，中医药在中药专方治疗、中西医结合治疗本病及中药预防阻断食管癌癌前病变等方面取得了较好的疗效。

◎ 中医理论中食管癌的易感人群

宋朝严用和在《济生方·噎膈》中指出："倘或寒温失宜，食饮乖度，七情伤感，气神俱扰……结于胸膈则成膈，气流于咽嗌则成五噎。"并指出饮食、酒色、年龄均与本病有关，是中医角度和西药互相印证的说明。另外，食管癌在高、低发区呈现家族聚集性（出生或长期居住于食管癌高发地区），且与血缘亲疏程度呈正相关关系。一级亲属遗传度明显高于二三级亲属，其发病率和死亡率也高于其他一般人群。因此，遗传因素在食管癌等发病中发挥重要作用。

◎ 中西医结合治疗肿瘤并发症

① 骨髓抑制

骨髓抑制是肿瘤放化疗等系统性治疗过程中常见的副反应。除了西药对症治疗，应用中医药治疗也能够改善骨髓抑制。从中医角度来看，其病机为"气血亏虚"，推荐具有补气生血功效的当归补血汤口服。其他中成药推荐地榆生白片和生白口服液（白细胞降低）、生血丸（血红蛋白降低）或健脾益肾颗粒。

② 癌性疼痛

疼痛是食管癌患者，尤其是中晚期食管癌患者影响生活质量的最常见并发症。目前，现代医学三阶梯止痛疗法作用速度快、止痛力强，但长期服用阿片类药物容易产生如便秘、恶心、呼吸抑制和依赖性成瘾性等不良反应。传统中医药在治疗癌痛方面具有确切疗效：①对于轻度癌性疼痛，中成药新癀片可替代或联合第一阶梯非甾体类解热镇痛药，改善疼痛症状及便秘等不良反应。②对于中重度癌性疼痛，复方苦参注射液可与阿片类药物联用提高阿片类药物镇痛效率，减少吗啡的用量。外用药敷贴痛块消乳膏可单独或与"吗啡滴定"给药方法相联合，增强止痛疗效，增强机体免疫力及改善不良反应。药方组成为延胡索20克、姜黄20克、白芥子3克、川芎20克、血竭10克、乳香20克、没药20克、冰片10克等（中日友好医院临床研究推荐）。③针灸疗法在治疗癌痛方面具有独特优势，具有疏通经络、调和阴阳气血、扶正祛邪之功效，且临床应用显示其具有安全有效、起效快和持续时间长等特点，可应用于疼痛各阶段，有效减少止痛药用量，改善疼痛症状并减轻止痛药物不良反应。临床常用取穴包括主穴选择——阿是穴、合谷、内关；配穴选择——胸痛配丰隆、少府；胁痛配太冲、丘墟；腹痛配足三里、三阴交；并酌配相应背俞穴。体穴针刺得气后，接电针疏密波20分钟，每天一次。

❸　癌性胸腹腔积液

中医根据临床表现将其归为"支饮、悬饮、癖饮"等，西医以胸腹腔穿刺引流、腔内灌注化疗药物为主，中西医药联合可增强腔内灌注疗效，提高患者生存质量。治疗以"通阳利水"为原则，推荐实脾消水膏，药物组成：生黄芪50克、桂枝20克、猪苓20克、老鹳草30克、莪术20克、桃仁20克、土鳖虫10克、黑丑和白丑各20克。

❹ 癌因性疲乏

大部分肿瘤患者均有不同程度的癌因性疲乏，中医属于"虚劳"范畴，主要病机为"久伤脾胃、脾肾亏虚，气血亏损、阴阳亏虚"，形成虚劳本虚、虚中夹实或本虚标实之虚损之象。因此，临床以升补元气、补益气血及健脾和胃为治疗原则，推荐补中益气汤加减或复方阿胶浆、参芪扶正注射液应用。

◎ 中医防治早期食管癌的方法

中医"治未病"等思想与癌症的一级预防思想有异曲同工之处：一级预防即病因学说，在疾病未发病前进行预防，对临床防治食管癌具有重要的指导意义。中医上认为裂纹舌、红舌、舌体瘀斑等可能是食管癌及癌前病变的高危因素。临床研究发现慢性食管炎、巴雷特食管等是食管癌等的癌前病变。而对于治疗食管癌前病变，中医也有许多独到之处。

❶ 反流性食管炎

反流性食管炎是食管腺癌的癌前疾病，长期可发展为巴雷特食管或食管腺癌。中药推荐半夏泻心汤加减，可与西药联合，预防癌变。若胃灼热不明显，反流清稀胃液，平素喜热饮、怕凉，推荐吴茱萸汤加减。

❷　巴雷特食管

巴雷特食管已被证实是食管腺癌的癌前病变，反流性食管炎是其重要诱因。中医认为其多由肝胃失和、痰气郁结所致，治疗宜化痰散结、开郁降逆，推荐小陷胸汤加减预防癌变。

❸　低级别上皮内瘤变

中医推荐六味地黄丸或增生平片预防癌变。

◎ 食管癌中医联合放疗的治疗

在食管癌的治疗中，放射治疗具有至关重要的地位。大部分患者确诊时已属中晚期，失去根治性手术的机会，但是95%左右的食管鳞癌患者对放射治疗敏感，应用根治性放疗或同步放化疗仍然可以达到与手术切除相同的效果。放疗期间联合中医药，可提高放疗疗效、减轻放疗并发症、提高患者生存质量、提高生存率和延长生存期。但是放疗可使细胞DNA断裂，引起细胞损伤、凋亡进而释放炎症因子，使微循环血管病变、破坏内皮细胞和结缔组织，黏膜表面细菌、微生物侵入，加剧炎症因子释放，最终导致放疗性炎症的发生。放疗性食管炎给患者带来许多痛苦。

从中医上来讲，放射线是一种热毒之邪，易耗气伤阴、灼伤津液。中医治疗则为清热解毒、凉补气血、生津润燥及健脾和胃，推荐中成药安多霖胶囊、贞芪扶正颗粒和健脾益肾颗粒；推荐方药：生黄芪30克、生地30克、山豆根15克、连翘15克、射干9克、板蓝根30克、元参9克、陈皮9克、清半夏9克、焦白术9克、焦神曲15克、全瓜蒌15克。水煎服，每日1剂。除此以外，针对放射性食管炎，中成药康复新液疗效显著，也可推荐中药如沙参麦冬汤加减或一贯煎加减。对于放射性皮炎，推荐中成药康复新液或复方维生素B_{12}溶液，适量湿敷，每天2～3次；如意金黄膏或京万红软膏，适量外敷，每天1次。对于放射性口腔炎，推荐双花百合片；也可用中药口疮平水煎剂（中日友好医院协定方）含漱，药物组成：紫草10克、红花10克、大黄15克、生甘草10克，水煎后含漱，每次10毫升，每天3～5次。对于放疗后疲乏患者，推荐中成药参芪扶正注射液静脉输注或中药八珍汤。

◎ 食管癌术后辅助以及复发、转移的中医防治

中医药联合化疗主要用于可切除食管癌的新辅助治疗或术后辅助治疗，以及晚期食管癌的系统治疗，主要目的是控制肿瘤、提高生存率。对于终末期食管癌患者行姑息性治疗，以提高生活质量，延长生存时间。

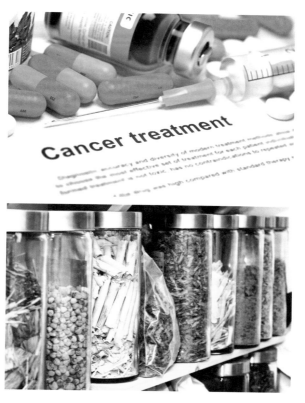

中西药联合化疗可有效地控制肿瘤、提高生存率

不同中医药联合不同化疗药物，除了协同增强抗肿瘤作用，还可以减轻化疗药物的副作用，具体如下。

❶ 中医药联合紫杉醇类化疗药物

紫杉醇类化疗药的主要副作用为周围神经毒性，表现为四肢末端麻木、疼痛、无力等症状，中医病机为寒凝血瘀、气血不达四末，推荐中医药通络散洗剂（中日友好医院协定方，"十二五"国家科技支撑计划研究验证）联合用药，有温经通络、活血化瘀之效。药物组成：老鹳草20克、川乌10克、桂枝15克、红花10克。用法：水煎至400～500毫升药液，将药液置于恒温足浴桶，加温水至1 000毫升，温度35～37℃，浸泡手足，每次20分钟，每天两次，14天为一个疗程。

❷ 中医药联合铂类药物

铂类药物容易导致患者恶心呕吐、腹胀纳少和食欲不振等，也是化疗最常见的不良反应，中医病机为"胃失和降、胃气上逆"。中医推荐丁香柿蒂汤口服，具有温中益气、降逆止呕之功效。对于食欲不振患者，推荐中成药健脾丸、香砂平胃颗粒口服，具有"健脾正气"之功效。

❸　中医药联合氟尿嘧啶类药物

氟尿嘧啶类药物（5-FU、卡培他滨等）常见的不良反应为手足综合征，表现为麻木、感觉迟钝、感觉异常、麻刺感、无痛感或疼痛感、皮肤肿胀或红斑、脱屑、皲裂、硬结样水泡或严重的疼痛，中医病机为"寒凝络阻、筋脉失养"，推荐中医药温络通洗剂外用（中日友好医院协定方，"十二五"国家科技支撑计划研究验证）。具有温经活血、通络止痛的功效。药物组成：黄芪30克、红花12克、紫草20克、当归20克。用法：水煎400～500毫升药液，将药液至于恒温足浴桶，加温水至1 000毫升，温度35～37℃，浸泡手足，每次20分钟，每天两次，14天为一个疗程。

❹　中医药联合伊立替康方案

伊立替康常见的不良反应为迟发性腹泻，属于剂量相关性毒性，其中医病机为"脾虚湿盛，水谷不化，升降失调，清浊不分"，推荐生姜泻心汤口服（中日友好医院，临床研究推荐），具有"和中降逆、消痞散结"之功效。

◎ 中西医结合姑息性治疗晚期食管癌

不能耐受放化疗等系统性药物治疗的晚期食管癌患者，中医病机以正虚为主，证候类型为气虚阳微。中医治疗以"健脾益气、化痰祛瘀"为原则，推荐中药汤剂八珍汤加减，推荐中成药：贞芪扶正胶囊/颗粒、康莱特注射液/软胶囊、平消胶囊/片、康赛迪胶囊。

食管癌的治疗是复杂多变的过程，随着研究的深入，我们对食管癌的病因、病理、发展过程及治疗反应的认识越发深刻，新型治疗方案或治疗手段不断优化更新。在临床治疗中，医生们充分应用中西医相结合的手段，为食管癌患者提供最安全有效的治疗方案，以达到控制肿瘤、增强疗效和提高生存率的目的。

九、姑息治疗：
让生命有尊严

◎ 什么是姑息治疗

姑息治疗是帮助有严重疾病的患者缓解痛苦，以提高患者生活质量的一种办法。这种治疗通过早期识别、正确评估和处理疼痛及其他身体、社会心理或精神问题，预防并减轻痛苦，帮助患者尽可能过上积极的生活，直至病故。世界卫生组织倡导"明确承认姑息治疗是人类健康权的一部分""应通过以人为本的综合卫生服务提供姑息治疗，其中应特别重视个人的具体需求和偏好"。

姑息治疗在肿瘤治疗中占有重要地位。相当多患者因严重的症状负担而就诊、确诊时，已是无法根治的中晚期病状，而癌症诊断本身也会给患者带来巨大的精神和社会心理压力。癌症患者姑息治疗的核心是预防、减轻疾病相关的症状和治疗相关不良反应，提供生理、情感、精神和

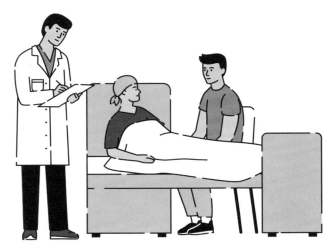

姑息治疗可帮助患者缓解痛苦，提高患者的生活质量

社会支持系统。姑息治疗需要多学科、多专业团队协作，包括医生、护士、支持人员、辅助医务人员、药师、理疗师和志愿者等。

◎ 关于姑息治疗的几个重要事实——破除认知误区

❶ 姑息治疗应贯穿始终而非生命的最后

无论抗肿瘤治疗是出于根治目的，还是旨在控制疾病的扩散和延长寿命，所有恶性肿瘤患者在抗肿瘤治疗的同时都应进行姑息治疗。研究表明，在抗肿瘤治疗的同时，接受早期姑息治疗的癌症患者可以更好地控制病情，获得更高的满

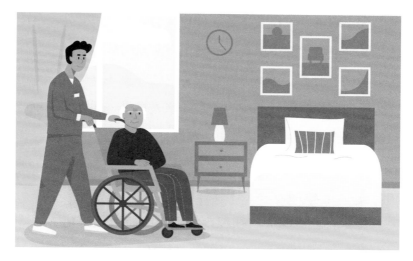

姑息治疗应贯穿肿瘤治疗的全过程

意度、更明确的诊疗目标以及总体更好的生活质量，并且延长生存期。《欧洲肿瘤内科学会姑息支持治疗指南》提出，将姑息治疗与抗肿瘤治疗系统性地整合，以实现治疗"肿瘤"和"患者"的双重目标。姑息治疗以实时、多维度的需求为导向，二者整合的最终目的是克服各种障碍，提供最理想的治疗。

❷ 姑息治疗不同于安宁疗护

安宁疗护即临终关怀，是姑息治疗的组成部分，针对病情发展到终末阶段、生存期短于6个月的患者。此时，患者已不能通过抗肿瘤治疗延长生命或提高生活质量，治疗的风险大于获益。临终关怀是一种护理哲学，专注于最大限度地提高舒适度、减少患者在有限生存时间的痛苦。临终关怀是一项基本服务，帮助患者在家中或临终关怀设施中平和离开人世间。临终关怀还应为患者的亲人提供一些丧亲服务，以帮助家人在失去亲人后的第一年渡过难关。

❸ 姑息治疗不仅仅是止痛

食管癌患者的症状往往广泛而复杂，包括疼痛、恶心和呕吐、吞咽困难、营养不良、焦虑和抑郁以及一些相对不太常见的症状。对症治疗可以积极改善患者的生活质量，提高患者在疾病治疗过程中的耐受程度，从而达到更好的治疗效果。当肿瘤是引起相应症状的根本原因时，权衡利弊后的对因治疗是可选的方案。比如，在严格掌握适应证的前提下，可通过各种造瘘术、食管内支架术、姑息性肿瘤减灭术等减轻患者痛苦；姑息性放疗可用于缓解骨转移引起的疼痛和肿瘤浸润所致的压迫、梗阻症状等；姑息性化疗是在充分评估风险获益比后进行的，目的是提高抗肿瘤效果，减少复发转移，延长生存期。

◎ 食管癌患者的姑息治疗要点

❶ 症状管理

（1）吞咽困难

吞咽困难是食管癌最常见的症状之一，如果不进行治疗，会对患者的生活质量、营养状况和功能产生巨大的负面影响。如果患者营养不良，耐受化疗非常困难，可能会影响患者继续治疗的能力。吞咽困难还可能导致心理障碍。例如，与身体消瘦等形象改变做斗争，或因无法与他人共进餐而改变社会关系。吞咽困难的管理包括介入治疗、饮食调整、缩小肿瘤和缓解症状的药物。

介入管理策略包括旨在尽量缩小肿瘤和解除对食道堵塞的内窥镜手术，包括探条扩张、微波氩气刀扩张、光动力治疗、支架放置和营养管置入等。手术治疗方案包括姑息治疗和造瘘手术。放化疗可以通过降低肿瘤负荷改善症状。但由于治疗后的疤痕，患者可能无法完全恢复正常吞咽功能。如上文提到的，当肿瘤已转移或存在其他并发症，根治不再是治疗目标时，姑息性抗肿瘤疗法能提供有意义的症状缓解。

当患者的食道部分阻塞时，少食多餐和流质食物更容易耐受。进食时，饮水可以缓解吞咽。液体饮食很重要，营养补充饮料可以帮助患者在无法充分饮食时保持营养状态。如果口服摄取受阻，也可以选择绕过食道并使用胃造口管或使用全肠外营养。虽然肠内或肠外提供了足够的营养，但不能经口进食可能会对患者的心理造成破坏性影响，应尽可能长时间地保持口服摄取量。

吞咽困难的药物管理效果不大，常用药物包括抗酸药物、止吐药、促性剂和抗痉挛剂。但在机械阻塞的情况下，这些药物都不能解决根本问题。

（2）恶心和呕吐

引发食管癌患者恶心呕吐的原因很多，包括癌症和机械阻塞、黏膜刺激、化疗、放疗、止痛药、脱水和焦虑。确定恶心的根本原因能最有效地指导治疗。例如，化疗和阿片类药物诱导的恶心/呕吐，都是由化疗感受器触发区介导引起的。因此，5HT-3拮抗剂（如昂丹司琼）和多巴胺D2拮抗剂（如普鲁丙嗪和氟哌啶醇），是有效的一线止吐药。

抗焦虑药有助于缓解由焦虑引起的或预期的恶心，特别是那些正在接受高致吐性化疗方案的人。经历与肠道运动缓慢相关的早期饱腹感或恶心的患者，可能会受益于甲氧氯普胺。甲氧氯普胺是一种具有促进胃肠运动的多巴胺拮抗剂，导致恶心的机械或生理障碍通过介入程序能得到更有效地管理。对于分泌物多和厚重的患者，使用抗胆碱能药物来干燥分泌物或黏液溶解药物，可能会缓解与分泌物相关的恶心。

（3）疼痛

几乎所有食管癌患者在疾病过程中的某个时候都会出现疼痛。食管癌疼痛的潜在病因有多种：肿瘤的直接压迫、治疗的影响和神经病变疼痛。食管癌引起的疼痛通常表现为两种方式：吞咽和进食的疼痛，或休息时的胸部和背部疼痛。

对于轻度疼痛患者来说，使用非阿片类镇痛剂（如对乙酰氨基酚）进行初步管理是合理的第一步。虽然也可以考虑非类固醇抗炎药，但它们在老年或患有基础心血管或肾脏疾病的患者中为相对禁忌。此外，非甾体抗炎药可能导致胃炎、食管炎、消化不良或出血，因此食管癌患者应尽可能避免使用。

对于中度或重度癌症疼痛，阿片类药物是疼痛管理的主要手段。对于吞咽困难患者，短效阿片类药物的液体配方通常优于片剂形式。当吞咽疼痛或困难时，舌下含化是更优的选择。当患者在24小时内需要超过3剂短效阿片类药物时，添加缓释剂型（持续释放）阿片类药物可以改善疼痛控制。对于吞咽困难和疼痛的患者来说，长效止痛药的最好选择是透皮芬太尼。所有使用阿片类药物的患者都应接受阿片类药物诱导便秘的预期副作用健康教育，并开始使用肠道管理方案。

一些食管癌患者也可能经历神经性疼痛。例如，由肿瘤侵入神经丛引起的疼痛，或用于食管癌治疗的顺铂和奥沙利铂化疗剂的副作用。对于这些患者来说，神经介质类药物，如加巴喷丁、普瑞加巴林、杜洛西汀或文拉法辛可能是有用的辅助药物。

姑息性放疗也是治疗由局部转移引起的疼痛的有效方法。当患者的预期生命超过数月时，低剂量的放疗可以很好地缓解疼痛，同时可以最大限度地减轻重复放射治疗的负担。峰值止痛在放疗完成后2～4周进行，因此这种治疗应与药物管理相结合。

安全有效的疼痛管理需要细致的患者教育和患者与处方医生之间的密切合作。阿片类药物指导可以帮助患者有效并适当地使用阿片类药物。对于难以进行初始管理疼痛的食管癌患者以及任何特别复杂或难以管理的病例，建议咨询姑息治疗专家和（或）疼痛药剂师。最后，一些特定的难治性疼痛患者可以通过干预技术进行处理。例如，针对特定周围或自主神经的神经阻滞，可放置鞘内泵。

❷ 社会心理需求

（1）心理困扰

心理困扰在食管癌患者中普遍存在，对患者的生活质量造成重大影响。初步确诊后，震惊和焦虑几乎是癌症患者经历的普遍情绪——特别是在当已确诊为晚期时。其中，1/3的患者已经转移到区域淋巴结，1/3的人有远处转移。即使是被诊断为局部晚期的患者，预后仍然很差，高达70%的患者可能会复发。患者和家庭通常描述有压力、担忧、悲伤、愤怒、不相信或内疚感。抑郁症和焦虑的症状在重症患者中很常见：在姑息医学环境中，多达42%的患者报告了抑郁症状，多达70%的患者报告了严重的焦虑

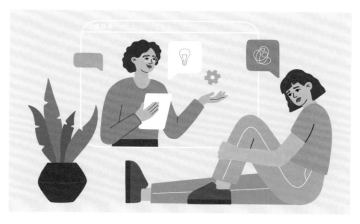

抑郁和焦虑的症状在重症患者中很常见

症状。虽然缺乏关于食管癌患者中重度抑郁症和焦虑症等精神障碍流行病学的数据，但研究表明，与普通人群相比，重症患者患以上两种病的概率要高得多。例如，2007年对晚期癌症患者进行的一项研究表明，21%的患者符合重度或轻度抑郁症的标准，14%的患者达到了焦虑症的诊断阈值。

尽管临床抑郁症的发病率很高，但在癌症患者中，临床抑郁症的诊断不足，治疗也不足。在繁忙的肿瘤学实践中，没有足够的时间对所有患者进行全面的精神病学评估，建议将简单的双问题筛查作为起点。如果患者对以下两个问题都回答"是"，则被认为是阳性结果："您抑郁吗？"和"您是否对通常喜欢的事情或活动失去了兴趣？"在对5项癌症患者和接受姑息治疗患者的荟萃分析中，这个双问题筛查的集合灵敏度为91%、特异性为86%。筛查呈阳性结果的患者应该接受更深入的临床抑郁症评估。值得注意的是，在癌症患者中，抑郁症的躯体症状，如食欲和体重、睡眠和疲劳的变化，通常是由潜在的癌症引起的。因此，对癌症患者抑郁症的评估通常更重视抑郁症的情感和认知症状。临床医生必须考虑症状的时间过程、基线的变化以及症状相对于医疗状况的比例，才能得出临床诊断结果。重度抑郁症的"相似"情况包括伴有抑郁情绪的适应障碍、士气低落综合征和长期悲伤。

食管癌患者可能会因潜在的精神焦虑症、生理问题、社会压力和精神问题而出现焦虑症状。焦虑症的例子包括伴有焦虑的适应障碍、广泛性焦虑症、恐慌症和创伤后应激障碍。导致焦虑的生理状况包括呼吸衰竭、虚弱、失控疼痛或其他身体症状、失眠、药物（包括类固醇或阿片类药物）和精神错乱。社会心理压力因素可能包括对癌症治疗和预后的恐惧、缺乏明确的信息、财务问题、支持不足或社会关系中断。对于接受过高度病态手术的食管癌患者来说，手术疤痕和治疗"配件"（如气管切开术、营养管、可能限制沟通的喉切除术），可能会带来形象问题和沟通困难的额外负担。最后，失去目标和害怕失去独立性等精神危机，可能会导致焦虑。

解决食管癌患者的心理困扰可以显著提高他们的生活质量。首先，应尽可能地识别和解决任何导致情绪症状的潜在生理问题。其次，所有患者及其家属都应该接受教育和心理社会支持。有研究表明，传达对患者痛苦的同情和积极倾听的互动促进了心理调整，提供预期指导促进了心理健康，与卫生专业人员讨论感受可以减轻患者的心理社会痛苦。再次，可以考虑非药物干预，如心理治疗和补充/替代疗法（如放松训练、催眠疗法、正念、冥想、针灸）。

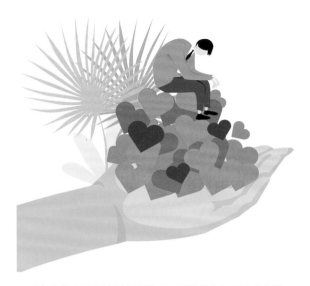

所有患者及其家属都应该接受心理教育和心理社会支持

最后，对于被诊断为临床抑郁症或焦虑症的患者，应考虑使用抗抑郁药或抗焦虑药，进行药理管理。研究表明，抗抑郁药的使用对于治疗重度抑郁症是有效和适当的。成人姑息治疗患者焦虑的药理学治疗的证据基础不太可靠，因此药物使用应以非姑息治疗患者的证据和临床专家的建议为指导。

（2）有效的沟通

清晰有效的沟通对于为食管癌患者提供高质量的姑息治疗至关重要。讨论严肃的诊疗问题、提出以患者为中心的建议以及在困难时期提供支持，都需要熟练和专业的沟通。与患者及其家属的沟通必须是双向的：它要求临床医生提出问题和深入倾听患者诉求，并提供适合患者及其家属的明确方案。医患沟通需要医生应对来自患者、家属甚至自身的情绪，并以同理心做出反馈。

❸　预先照护计划

预先照护计划（advance care planning，ACP）是提前计划未来医疗保健决策，并将这些决定传达给其他人的过程。患者可以口头或书面传达他们的决定和计划，最好是在预先医疗保健指令（advance healthcare directive，AHD）中记录下来。预先照护计划是规划未来健康问题和危机的一种方式，旨在提供一个机会，在医疗危机期间积极主动地做出医疗保健决策，而不是被动地等待危机到来之后再作决定。例如，当疾病发展到某个阶段，随时有生命危险时，应该做出的医疗决策。

预先照护计划授权患者及其家属成为自己健康决策的主导声音，并允许临床医生提供符合患者价值观并且在医学上有意义的医疗服务。由于病程中可能出现并发症等意外，癌症患者的预先照护计划特别有价值。预先照护计划帮助人们在平静的时期而不是在医疗危机发生后，思考和准备整个疾病过程中可能发生的事情。

预先照护计划由5部分组成：确定代理决策者、尽可能为意外事件做准备、制订缓解危机的计划、考虑临终愿望以及医生维持生命治疗令（physician orders for life-sustaining treatment，POLST），也即维持生命治疗的医疗命令（medical order for life-sustaining treatment，MOLST）。虽然临床医生经常担心通过讨论预先照护计划会给患者增

维持生命治疗的医疗命令（MOLST）样表
患者信息： 姓名：　　　　　　生日：　　　　　　完成时间：
A．心肺复苏CPR（如果患者无脉搏和呼吸） 　　■同意（尝试CPR）　　■不同意（不尝试心肺复苏，允许自然死亡）
B．治疗优先级（如果患者有脉搏和/或呼吸）
■安适治疗 目标：通过强烈的症状控制手段达到最大程度的舒适。只在无法获得上述目标时，转入医院治疗。
■控制性治疗 目标：意图恢复功能的同时减少激进的治疗，努力复苏，通气机。可能包括无创正压通气，静脉输注抗生素，静脉输液。必要时转至医院。
■充分治疗 目标：为恢复功能、延长生存采取激进的治疗。提供合适的医疗服务及手术，包括ICU护理及通气支持。
患者或患者家属签字：
医师签字：

患者在生命结束时，需要限制积极护理的 MOLST 样本形式

　　注：典型的MOLST表格允许患者指定他们的"默认状态"（即执行心肺复苏术或不复苏或允许自然死亡），并选择所需的医疗干预强度（全面治疗、有限治疗或仅限舒适治疗）；有些还允许患者具体说明他们对特定类型的维持生命治疗（如机械通气或人工营养）的决定；这种形式旨在保护患者在生命结束时，不接受不必要的积极护理。

加压力、甚至惹恼患者，但研究表明，大多数患者在与医疗保健提供者进行有意义的对话后，都欢迎这个机会并表示满意。此外，未来可能被推入决策角色的家庭成员和朋友受益于对话和文件，这些对话和文件帮助他们在紧急情况来临前了解患者的愿望。

十、整合治疗：
MDT to HIM

　　整合肿瘤学是基于肿瘤异质性和患者个体化治疗需求，从肿瘤患者的整体出发，将最先进的肿瘤诊疗技术和实践经验加以有机整合，并根据社会、环境、心理的现实进行修正、调整，使之更加符合、更加适合人体健康和肿瘤诊疗。整合肿瘤学的核心观点体现了肿瘤的异质性特征和全人全程管理的需求。

　　"防、筛、诊、治、康，评、扶、控、护、生"是整合肿瘤学的核心手段和目标，也是指导食管癌防治的临床路径。"肿瘤防治，赢在整合"，整合不仅仅是诊治的整合，更要包括评估的整合。评估不仅是诊断的基础，更是治疗的关键。整合治疗手段则应该涵盖患者的心身整合、药物与非药物整合、中西医的整合。

　　如何整合？需要我们站在更高维度，全面审视每一个患病个体，既要看到树木，也要看到森林。做到以人为本，是每一位食管癌专科医生应该牢固树立的基本思维，这样才能拥有精准施策的能力。

食管癌患者也是一个独一无二的个体，生物多样性的存在要求医生在治疗疾病的时候，必须全局考虑患者的感受、心理、躯体及社会功能等各个维度。因此，食管癌治疗需要全人和全程管理的理念。此外，食管癌具有明显的异质性特征，不仅表现在临床症状和体征，更表现在器官组织和基因分子水平，而个体的年龄和种族差异、社会家庭关系、文化背景等均会影响治疗效果，因此食管癌患者需要个体化的控瘤策略。个体化的内核在于要求我们根据食管肿瘤在生物学上的不同特点、对不同药物的敏感性，患者年龄、预期寿命，重要器官对治疗的耐受程度，患者期望的生活质量及个人经济状况，进行综合考虑。

破局之路，思维先行；控瘤行动，评估先行。评估在食管癌的控瘤决策中是重要的第一步，一方面需要评估患者的体能、疾病、心理状态以及遗传风险，另一方面需要评估肿瘤治疗可能带来的局部和系统性损伤、出现并发症的风险以及患者本人的实际需求。因此，评估既是诊断的过程，也是避免和减轻肿瘤治疗带来的局部和系统性损伤的过程。

食管癌患者的评估与治疗同样需要整合各相关医学领

域，以患者为整体、全面综合评估患者的实际情况，加以
有机地整合，最终为形成个体化的整合诊治方案打下基
础。由此，食管癌也应该遵从整体评估的概念，即基于整
合肿瘤学理念、采用多维度方法综合评估食管癌患者的躯
体、心理和社会等功能状态，并据此制订个体化综合治疗
策略，目的是提高食管癌患者生存率、改善生活质量、促
进整体康复。

食管癌整体评估的两大特点是整合理念和整体概念。
食管癌整体评估既包含了从战略的高度上整体布局，又包
含了从战术的层面上精准施策，两个维度相辅相成。评估
是制订诊疗策略的前提，目的是避免在治疗的过程中出现
因评估不足而做出错误的治疗决策。基于医学问题的相似
性，将每位食管癌患者视为一个整体，在规划控瘤治疗前综
合考虑疾病特点、器官功能、心理状态、营养水平、家庭和
社会支持、遗传风险和生育需求等，进行科学整体动态评
估，并在合适时机加入中医专科评估，在实践中不断地进行
探索、优化、完善。根据整体评估结果，在控瘤治疗的同时
施以个体化针对性的支持治疗，以延长患者的生存期、提高
生活质量。

食管癌的诊疗模式目前倡导的是多学科整合诊疗
（multi-disciplinary consultation，MDT）。这种以医生为中

心的诊疗模式自1995年在英国率先开展以来，现已在肿瘤的诊疗和其他复杂疾病的管理中被广泛使用。然而，越来越多的证据显示，MDT的决策并不总是最好的方案。现代医学的发展面临专业过度细化、专科过度细化和知识碎片化的严峻挑战。即便是团队中的高级成员也只是某一个有限领域或专业的专家，由于知识面过窄和专业划分过细，可能把MDT当作逃避个人责任的防御性工具，导致所有专家加在一起的努力并不一定会产生最好的效果，甚至可能带来过度治疗的危害。参与MDT的专家由于知识面过窄和专业划分过细，可能把MDT当作逃避个人责任的防御性工具。

《CACA指南》提出从多学科诊疗模式提升为以"患者为中心"的多学科整合诊疗模式。肿瘤整体评估基于多学科整合诊疗的理念，多角度对患者进行个体化、多维度综合评估，肿瘤整体评估由食管癌专科团队主导，多学科共同参与，包括肿瘤内科、胸外科、影像科、病理科、放疗科、介入科、心理医学科、营养科、中医科等，综合评估食管癌患者控瘤治疗的获益和风险、决策和应对能力、躯体症状、心理社会或精神困扰、个人目标、价值观和期望、教育和信息需求、经济毒性及影响护理的文化因素，最终形成符合患者需求的、合理的控瘤治疗决策。

我们必须运用整体观念和整合思维来提升MDT的质量与成效。人体是一个动态变化的有机整体，并且有着很强的自我调节和代偿能力。任何忽视整体观念的MDT都不可能做出最优决策，必须将自然、社会、心理和其他各种因素全都考虑进去。整合思维是指头脑中同时容纳两个相互矛盾的观点，并从中得出汇集两方优势的解决方案，旨在以建设性的方式处理彼此对立的观点，不以牺牲一方而成就另一方为代价，而是以创新的形式消除两种观点中的对抗之处。新的观点同时包含对立观点的某些因素，且优于两种对立观点。整合思维的四个原则：①扩大决策中关键因素的范围；②善于考虑多方面的、间接的因果关系；③在决策时，不是将问题拆分为若干独立的个体逐一解决，而是在保持问题整体性的同时着手处理各个部分；④尽力找出创新性的解决方案，每一个构想与流程都比前一个更有效精确。

　　整合医学（holistic integrative medicine，HIM）是指从人的整体出发，将医学相关领域最先进的知识理论和临床各专科最有效的实践经验分别加以有机整合，并根据社会、环境、心理的现实进行修正、调整，使之成为更加符合、更加适合人体健康和疾病治疗的、新的医学体系。从MDT向HIM转变即建立食管癌多学科整合诊疗模式，制定个体化整合诊疗方案，最终实现效益最优化的整合医学效果。

食管癌的治疗倡导从MDT到HIM的转变，遵循整合医学的原则，"以患者为中心"，对食管癌患者进行个体化、多维度的整体评估，根据评估结果因人施策、因病施策，强调以人为本的精神，多学科整合诊治，实现"量体裁衣"的个体化诊疗方案，最终实现患者疗效的最优化。

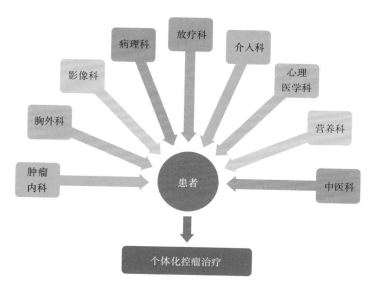

整合医学：HIM 模式

195

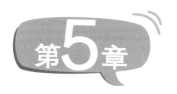

食管癌的康复：

提高生存率的重点

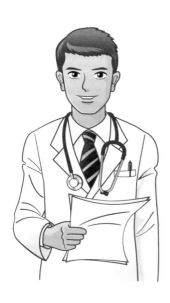

一、合理膳食，
适量运动

◎ 你会合理地吃饭吗

　　来自流行病学的研究资料表明，近40%恶性肿瘤的发生和发展与膳食因素有关，其中包括食管癌、胃癌、肝癌、肠癌、膀胱癌和肺癌等。经口饮食是人们摄取营养的主要途径，营养且均衡的食物有助于患者提高免疫力和身体尽快康复。由于食管癌的发生多与饮食不当有关，且食管癌手术涉及消化道的重建。因此，对于食管癌患者来说，合理的膳食尤为重要，它在很大程度上决定了患者康复的程度和时间。既往研究提示食管癌患者在初诊时存在营养风险的比例超过30%。

　　平衡膳食是肿瘤综合治疗的一个方面，俗话说"三分治，七分养"。合理营养是至关重要的基础。有些患者认为只要做了手术、化疗、放疗就可以了，吃什么无关紧要，甚至有些人会错误地认为要"饿死"肿瘤细胞。其实，抗癌治疗在杀死肿瘤细胞的同时，也会损伤机体的正常细胞，导致身体亏损、营养不足，有的患者甚至无法进行正常的治疗。何谓"营养"，何谓"合理膳食"，不少人在认识上仍有误区。例如，"高档、精美的食品就一定营养丰富""只要多吃鱼、肉、豆类、水果、蔬菜，就一定是科学的饮食"，等等。其实，某一种或某一类的食物都有各自的营养成分和生物学特性，不可能完全满足人体对营养的全部需求。任何单调的饮食模式或不良的偏食习惯都会造成某些营养在体内过剩而另一些营养素则过少，导致机体营养失衡。

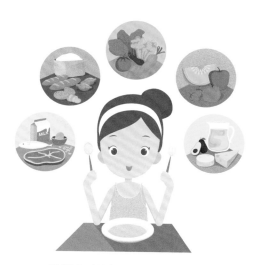

平衡膳食是肿瘤综合治疗的"法宝"

那么，对于康复期的食管癌患者来说，怎样的饮食是合理的？

① 吃什么

肿瘤患者及其家属应了解食物禁忌，不吃变质发霉的食物，不吃不易消化或过黏的食物，如粽子、年糕、汤圆、粗纤维的蔬菜等，以免造成梗阻。在食物的选择上应多样化：适当多摄取富含蛋白质的食物；多吃蔬菜、水果和其他植物性食物，摄食大量的新鲜水果和蔬菜，以补充丰富的维生素C（已被多个国家作为"黄金法则"写入癌症预防的膳食指南或国家标准）；多吃富含矿物质和维生素的食物；限制精制糖的摄取；肿瘤患者抗肿瘤治疗期和康复期膳食摄取不足，在经膳食指导仍不能满足目标需求量时，建议给予肠内、肠外营养支持治疗。一句话总结就是遵循"高优质蛋白、中等比例脂肪、低糖、高膳食纤维"的饮食模式。

② 怎么吃

①细嚼慢咽，各种食物制备时也尽可能切得细小些，以利于通过食管。

②食物宜寒温适度。过寒可能会刺激肠胃，引起消化

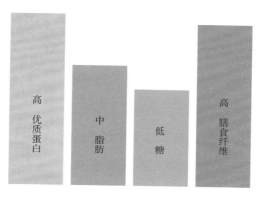

肿瘤患者的推荐饮食模式

功能紊乱，过热则会直接损伤消化道黏膜。

③少量多餐，七分饱为度，保证足够的热量。食管癌患者术后胃酸分泌减少，同时抗胃酸反流的屏障受到影响。建议少食多餐，餐后保持坐位或立位，最好适当走动，以促进消化。

④饮食时注意防止呛咳，特别是情绪波动时，不宜进食。

◎ 生命在于运动

法国启蒙思想家伏尔泰有句名言，叫"生命在于运动"，我国也有"流水不腐"的说法。运动能够增强心肺功能，改善血液系统、循环系统、呼吸系统、消化系统的机能状况，提高抗病能力。研究显示，患癌后生存10年以上的患者，约90%都曾在患病后相当长的时间内规律且适量地运动。从中可以看出，适量的运动可对肿瘤患者的康复起到一定的作用。

对于食管癌术后患者，适当的运动可以降低血栓发生的风险（术后久卧不动，容易发生血栓）；可以促进胃肠功能，改善食欲；积极进行功能锻炼，可将手术造成的损伤降到最低；适量运动可改善睡眠、恢复体力，等等。放化疗会造成一系列的副作用，包括恶心、呕吐、便秘、乏力、失眠、骨髓抑制导致白细胞减少、易合并感染，等等。即使在放化疗期间，适当的运动仍具有重要的意义。运动可以改善胃肠蠕动缓慢，缓解消化道症状。在天气允许的情况下，进行适量的户外运动，不仅不会增加感染的风险，还有助于增强身体的抵抗力。还有一些研究表明，运动可提高化疗的完成率。

但是癌症患者往往会走向两个极端：一些患者担心运动会消耗体能，进而降低免疫功能，或担心户外活动容易增加感冒发生的风险，又或者担心运动带来额外的风险，甚至有悲观的患者认为，反正已经得了治不好的病，往后的日子怎么轻松怎么来，这部分患者倾向于偶尔运动或很少运动；另一部分患者则可能夸大了运动的作用，长时间、高强度地运动，过犹不及，这可能会导致身体受伤，免疫细胞的数目和功能均被抑制。因此，耗竭性运动可能会增加患肿瘤的风险。也就是说，运动的度要把握好，不能因为运动好就运动过量，超过自己的体力承受限度。一般来讲，运动的最佳状态为全身微微汗出，不感到疲惫。正如药王孙思邈倡导的理念那般："养性之道，常欲小劳，但莫大疲及强所不能堪耳。"肿瘤患者要把握好运动的度，根据身体的情况循序渐进，逐渐增加运动量与时间，灵活调整。

　　肿瘤患者选择运动时，需要注意：①要根据肿瘤患者的病情和体质，选择适宜的运动项目、运动强度和运动时间，尽量以缓和的运动为主。②肿瘤患者的运动，要注意全身运动与局部运动相结合，这样才能发挥其最大作用。一般可以全身运动为主，对于伴有脑血管病或其他特殊疾

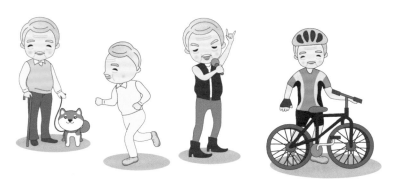

坚持适合自己的运动，能够增强抵抗力

病的患者，还应配合相应的局部运动和功能锻炼。③循序渐进，逐渐加大运动量。在运动锻炼开始时，运动量要小，随着患者机体功能的改善，运动量可逐渐加大。达到应有的强度后，就可以维持在此水平上坚持锻炼。应防止突然加大和无限加大运动量，以免发生副作用。特别是长期卧床的肿瘤患者，要想恢复原来的体力活动，一般需要经过一段时间。④持之以恒，长期坚持。运动对肿瘤的康复具有一定效果，但并非一日之功。只有长期坚持，才能收到预期的效果。⑤骨转移患者运动要注意预防骨折，建议在医生的指导下进行适量运动。

温馨提示

运动时应警惕发生呛咳，一旦发生呛咳，我们可以采取以下措施。

①立即停止喂食，马上送院。

②意识清醒的患者可采用立位或坐位，抢救者在患者背后，双臂环抱患者，一只手握拳，使拇指掌指关节突出点顶住患者腹部脐上部位，另一只手的手掌压在拳头上，连续快速向内向上推压冲击。

③昏迷倒地的患者采用仰卧位，抢救者骑跨在患者髋部，按上法推压冲击脐上部位。这样冲击上腹

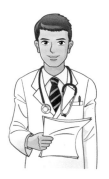

部，等于突然增大了腹部的压力，可以抬高膈肌，使气道压力迅速加大，肺内空气被迫排出，最终使阻塞气管的食物上移并吐出。

二、戒烟戒酒，
心理平衡

◎ 烟酒对健康的危害

　　烟草、酒精是生活中常见的一级致癌物，也是诱发食管癌的高危风险因素。对于食管癌患者而言，烟酒会影响肿瘤治疗效果和增加毒副反应，增加心血管和呼吸系统疾病的发病风险并影响生存时间。

　　大量临床证据表明，无论所患癌症是否与吸烟、饮酒有关，诊断为癌症后继续吸烟、饮酒者的治疗结果要明显差于戒烟戒酒者，这一结论适合多种不同类型的癌症患者。也就是说，无论癌症是否由吸烟喝酒引起，都有证据支持戒烟戒酒对健康有益。

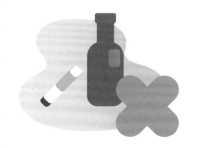

戒烟戒酒有益身体健康

◎ 驱除心理阴霾

肿瘤是一种心身相关性疾病，尽管人们对其具体机制尚有争议，但心理因素与癌症的治疗与康复密切相关，却是不容置疑的。可以这么说，心理未康复，癌症患者远不能称作"康复"。我们可以从以下两个角度出发，帮助患者保持心理平衡。

① 消解患者的恐癌心理

大部分人知悉自己患癌后，都会有较强的心理波动，严重者甚至会出现"应激性休克"。而后，患者都会处于一种混乱的心理状态，可能包括对事实的不满、对未来期望的崩溃以及对过去经历的遗憾，等等。被心理应激所折磨，再加上治疗的痛苦，患友的相继离去，恐癌情结一直如影随形地笼罩着患者，以致在相当长的时间内，癌症患者对任何躯体细小的变化都会十分敏感。这种恐癌情结不仅影响了患者的治疗效果，而且使患者时刻笼罩在转移、复发的阴影中。患者的生活质量总受干扰，时常会失眠、忧虑、纳食欠佳等。长此以往，机体免疫功能以及神经、内分泌系统都会受到影响，内环境等也难以稳定。这些，反过来加剧了转移复发的可能性。因此，随着治疗效果的取得和生活质量的改善，努力帮助患者消解恐癌情结，就显得十分重要了。这必须依赖除生物学手段以外的各种社会学和心理学的方法与措施，诸如认知疗法、集体疗法、示范疗法、教育启发手段以及科学养生康复协会、癌症俱乐部、癌友康复营等形式都十分重要。当然，也有部分家庭可能会选择对患者隐瞒病情，这种情况则不在此列。对于这种情况，后续则应更多思考如何能让这个善意的谎言维持下去。

❷ 优化性格

尽管性格能否致癌，或癌症患者有无明确的性格倾向，还存在争议，但是性格差异确实与癌症的转移及复发有一定的关系。因此，优化患者的性格特点也十分重要。那些情绪极其不稳定者，尤其要注意典型C型行为（主要表现为过度压抑情绪）。可通过鼓励其积极参加相关社团活动，在不断与癌友的交往中，逐步加以改变或优化性格。而作为首要的一环，需善意地告诉患者的性格之优劣，并帮助他们分析和优化性格。

虽然有句古话叫"江山易改，本性难移"，但实际上，性格是可以优化的。许多人在经历重大变故后，性格都会得以升华。肿瘤对患者而言，也是一次磨炼。经历了疾病

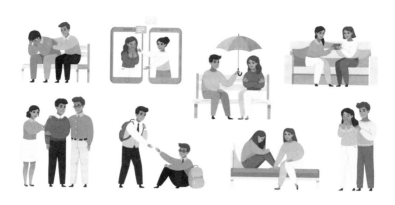

通过各种途径缓解恐癌情绪

的痛苦及治疗的磨难，随着身体各方面的日趋康复，再加以恰当的引导，相信患者会变得越来越豁达、开朗。

三、评估扶正，
定期体检

　　中医认为，食管癌为机体气血津液功能失和、运行失常，导致痰气瘀互结发病。晚期食管癌发病的本质为脾肾阳衰，故治宜温阳扶正，并可结合放化疗降低毒副反应，以提高疗效、改善机体内部环境、调整免疫功能、防止肿瘤复发或转移，进而提高生活质量、延长生存期。

　　扶正指的是扶助正气，增强机体抗病能力，是一种中医的治疗原则。中医理论认为处于肿瘤康复期的患者往往会出现正气不足，这可能会导致病情恶化。因此，中医认为对于康复期的食管癌患者，关键就在于扶助正气。也就是说，使用扶助正气的药物或其他治疗方式增强体质，提高人体的抗病能力，以达到战胜疾病的目的。正元胶囊具有益气健脾、补肾填精之功效，通过滋补先后天之本，显著改善患者疲乏、气短、自汗、体重减轻等症状，增强机体免疫功能，提高生活质量。

　　定期复查是每一位食管癌出院患者的必修课程。以术后患者为例，一般术后1个月、3个月和6个月需在门诊对患者进行评估。常规检查为血液学指标、腹部和颈部超声、胸部CT和腹部CT。此后，每6个月进行1次复查，持续5年。如果在5年内未发现疾病进展，则此后每年进行1次复查。

　　一般而言，肿瘤患者接受治疗后，2～3年是复发转移的高发期，4～5年内未见转移复发或与肿瘤相关的生物学指征已相对平稳，后续再出现转移复发的概率会大幅度下降，也预示着癌症的控制已大功初成。但很多患者也会因此而懈怠。事实上，5年后并非高枕无忧的完全健康期。一方面，一些处于休眠期的癌细胞在条件适宜的情况下，有

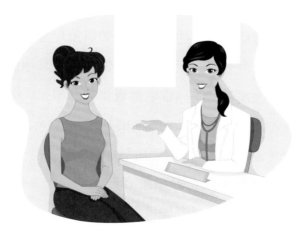

定期体检是"三早"预防措施中最重要的方法

温馨提示

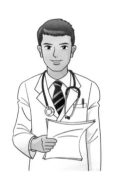

复查的时间并不是机械的、一成不变的。如果因特殊情况，错过复查时间，事后及时补上，并调整后续复查时间即可。如果出现身体不适，如体重下降、恶心、呕吐、进食困难等症状，但还未到复查的时间，也不要拖延到下次复查的时间，而是应该及时就诊。

可能"死灰复燃"，仍有部分康复的患者在其后的若干年内出现复发或转移，最长的可在几十年后出现复发。另一方面，对于肿瘤患者而言，其本身因为免疫或其他因素，拥有发生肿瘤的高危因素，事后随着年龄的增长，某些其他癌症也进入了高发期。因此，临床上，5年乃至20年以后，癌症复发或又出现其他肿瘤的比例并不低。

从一定程度上说，肿瘤患者的随访复查应当是终生的。这样可以较及时发现肿瘤复发、转移的迹象或出现其他肿瘤的可能，及时治疗，会取得比较好的效果。但是癌症患者及其家属也不必陷于无止境的恐癌及恐癌治疗之中。毕竟，5年以后的癌症复发率、转移率确实较前大幅度下降。5年之后讲的定期复查、措施方法与目的已经有所不同，治疗理念也从直接治疗转向以综合调整为主。

四、减症控瘤，
保护脏器

食管癌患者的症状分为两类，一类是肿瘤本身带来的，如进食困难，声音嘶哑等，想要减轻这种症状，最重要的就是控制肿瘤的进展。另一类则是治疗方法带来的症状，如手术后的并发症：吻合口狭窄，反酸等；又或是放化疗带来的食欲下降、恶心、呕吐、头发脱落等，这种症状在康复期往往会慢慢恢复。如若出现症状持续或加重的情况，应及时就医。

回顾食管癌治疗的历史，手术无法完全阻止它的复发转移，放化疗也不能完全阻止它的转移。一半左右的食管癌患者确诊时已发生转移，几乎所有的肿瘤患者最终死于复发转移。因此，对于康复期的食管癌患者而言，控制肿瘤的进展是最关键、最困难的战役，也是公认的难题。在全球癌症研究领域，怎样控制肿瘤进展也是热门话题。那么，作为患者或家属，我们能做的有哪些呢？首先就是积极配合治疗，定期复查；然后就是采取种种措施，如保持心情愉悦、适当运动等，来提高自身的免疫力，使自己的身体时刻保持在最好的状态。

食管癌除了对原发位置的脏器造成直接影响，肿瘤的发展过程也会消耗体内大量的养分，给全身脏器造成负担，肿瘤的常见治疗方式（放疗、化疗和手术）也会在一定程度上加重这一负担。因此，对于康复期的患者而言，保护脏器功能也是重中之重。这要求患者及其家属积极配合之后的治疗复查，同时做到合理膳食，保证良好的作息和愉悦的心情，避免过度的劳累或低迷的情绪带给脏器更多的负担。

温馨提示

虽然说肿瘤的治疗会影响免疫功能，或者加重其他脏器的负担，但患者不要因此讳疾忌医，因为这些

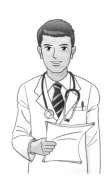

治疗方式是经过科学验证确实有利于延长患者生存的。并且在进行治疗方式的选择时，医生也会充分考虑患者的体质耐受相应治疗方案的情况。

五、提高免疫，
实现双生

　　免疫是人体的一种生理功能，人体依靠这种功能识别"友军"和"敌军"，从而清除和排斥进入人体的病毒、细菌或寄生虫等，又或清理人体本身所产生的损伤细胞和肿瘤细胞等，以维持人体的健康。肿瘤的发生发展，与免疫系统的失能有关。因为如果人体免疫力差，免疫系统的监视功能失调，无法清除体内变异的癌细胞，导致癌细胞大量增长，最终形成肿瘤。

　　目前，常见的肿瘤治疗手段如化疗、放疗及手术，都会对免疫系统造成一定的损伤，这会导致患者暴露于病菌等风险中。增强免疫力对治疗肿瘤的作用，虽非立竿见影，却是十分关键的。提高患者的免疫功能，不仅有利于患者免受其他疾病的困扰，维持健康，也是确保各种疗法能充分发挥作用的必要条件。

　　关于如何提高患者的免疫力，实际上在前文我们已经多次提及，我们在此再进行一次总结。

第一，合理膳食，适量运动；

第二，戒烟戒酒、平衡心理；

第三，注意劳逸结合、养成良好的作息习惯；

第四，适当补充维生素和矿物质；

第五，药物介入。

温馨提示

上述举措要视患者的情况量力而行。如患者的基础条件非常差，运动就不适宜进行。另外，维生素和矿物质的补充也要适量，过量也会影响患者的

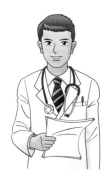

健康。特别是药物的使用，不要盲目听信一些所谓提高免疫的偏方、保健品，一定要在医生的指导下于正规途径购买使用。

对于一些免疫力特别弱的肿瘤患者来说，可以通过一些药物如胸腺素、香菇多糖、脾氨肽、胸腺法新等来提高

免疫力。其中，注射胸腺法新不仅能够提高患者免疫功能，同时其耐受性也非常好，能有效改善肿瘤患者的生存质量，为癌症患者的长期生存给予支持。肝癌、肺癌、胃肠肿瘤等领域的多个经典免疫治疗指南及共识都推荐使用注射胸腺法。

双生指的是生存期的延长和生存质量的提高。生存期比较好理解，就是患癌后能活多久。那么什么叫作生存质量呢？医学上经常说的生存质量包括躯体健康、社会人际关系和心理健康等。对大众来说，生存质量就是活得好不好，活得有没有尊严。过去，很多医生及家属一味追求患者更长的生存时间，却忽视了患者生存质量的提高。实现双生就是要在追求生存期延长的同时，也特别强调提高肿瘤患者的生存质量。

食管癌患者生存质量的范围一般包括：①躯体方面的症状及体征；②对医疗等各项治疗的满意度；③功能恢复情况；④家庭内部及邻里关系；⑤情绪或心理健康；⑥职业承受能力和环境适应能力；等等。

目前，在食管癌的治疗中，提高生存质量已经被摆在很重要的地位。对于肿瘤侵犯颈段食管的食管癌患者，现在多推荐保留器官功能的同时进行放化疗，而不再推荐进行食管及喉部全切除的手术。因为行了这种手术后，患者

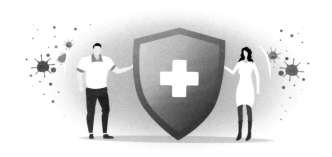

提高免疫力是每个人的必修课

的生活质量严重下降，有些患者甚至丧失了生活的勇气。另外，现在微创手术技术的发展可以让更多的食管癌患者接受微创的手术方式。相对于传统的开放手术而言，微创手术可以显著提高食管癌患者术后的生活质量。

对于康复期的患者而言，获得家人、同事的理解支持，并在大家共同努力下做到前文所讲几条建议，就能获得较好的生活质量。

后 记

　　肿瘤防治，赢在整合，贵在整合。中国是世界上食管癌高发的国家，发生率是美国的5倍。2020年，我国食管癌新发病例数为32.4万例，占全球的53.7%。食管癌在我国分布呈现地域差异性，以太行山脉附近区域（河南、河北、山西、山东、安徽）最常见。食管癌致病因素多样，包括烟酒、暴饮暴食、快饮快食、口腔卫生习惯不良、维生素及微量元素缺乏和喜食腌制、霉变、熏烤、油炸、干硬、烫、咸及辣的食物等，都是诱发食管癌的危险因素。此外，遗传因素也起了重要作用，高发区食管癌家族存在食管癌易感基因，在环境因素作用下有易发食管癌的倾向。总之，食管癌是一种非常复杂的慢性非传染性疾病，从病因到发病机制，从生物学特性到预防、筛查、诊断、治疗和康复（防、筛、诊、治、康），至今尚有诸多问题没有彻底弄清和完全解决。随着整合肿瘤学的不断发展，人们对食管癌的认识会不断深入。当下，应充分考虑我国食管癌特点和国情，针对危险因素采取整合干预措施，如宣传合理膳食、戒烟限酒、讲究口腔卫生等，并在食管癌高发区广泛开展以高危人群为基础的筛查工作，进而降低食管癌的发病率和死亡率。

每个人都是自己健康的第一责任人。我们希望通过阅读本书，全社会能够更加关注食管癌的"防、筛、诊、治、康"，摒弃不健康的生活习惯，积极预防食管癌；希望高发区人群能主动参与食管癌筛查，必要时定期进行食管内镜检查，以期早发现食管癌前病变和早期癌患者；希望食管癌患者及其家属能正确面对食管癌，消除恐慌和盲从心理，缓解紧张焦虑情绪，减轻心理负担，积极进行科学整合治疗；希望食管癌领域专家能深入基层，采用现场讲座、教学查房、疑难病例会诊的方式对基层医生进行传帮带，宣讲《CACA指南》，进一步规范我国食管癌诊疗；希望广大医护人员能真正重视科普的力量，运用短视频、公众号等方式，使用通俗易懂、接地气的"家乡话"向群众传递食管癌防治知识。总之，为了实现《"健康中国2030"规划纲要》中的目标，需要肿瘤学专家、群众、患者及其家属的共同努力，希望我们携手并进，整合力量和智慧，共克食管癌!

科学普及与科技创新同等重要。健康中国,科普先行;健康科普,医者先行。普及食管癌防治科学知识,助力健康中国建设,是编著本书的基本思想。考虑到读者对象年龄、职业、身份的多样性和对知识需求的差异性,本书的编写在充分体现科学性、权威性、普及性、新颖性的前提下,力求突出食管癌防治重点,关注食管癌研究热点,普及食管癌康复常识,使读者在轻松阅读中汲取科学的食管癌防治知识、先进的食管癌康复理念和实用的康复方法。在内容和表述上,本书力求做到重点突出,脉络清晰,尽可能避免交叉重复或冗长繁杂,尽可能地融入人文精神,体现人文情怀;在体例和风格上,尽可能保持相对统一,以达引人入胜的效果。由于我们编写水平有限,加上时间紧迫,疏漏在所难免,真诚希望广大读者多多批评指正,诚恳邀请广大食管癌防控领域的专家同道对本书提出宝贵的意见和建议,我们将在再版重印时加以修订,使本书的质量有一个较大提高。

本书的出版离不开中国抗癌协会科普部和科普专委会的指导,离不开各位编写专家的努力,也离不开中国科学技术出版社编辑们的认真审校,我谨代表本书编委会,衷心感谢各界朋友的支持,感谢广大读者对本书的关注,希望有更多的人阅读本书，从这本书中获益。期待有缘的各界人士通过阅读本书，汲取食管癌整合防治精髓，激发科学防癌和控癌的创新思维，远离肿瘤，拥抱健康。

中国抗癌协会理事

中国抗癌协会食管肿瘤整合康复专委会主委

河南省肿瘤医院肿瘤内科副主任、病区主任

相 关 图 书 推 荐

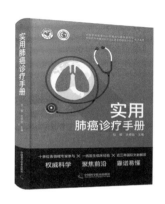

　　国内知名肺癌专家联合10余位来自胸外科、肿瘤内科、放疗科和病理科等一线专家，结合大量临床经验和观点，参考近3年国际专业文献，共同编写的有关肺癌诊疗现状与进展的专业著作。

　　全书共5章，详细阐述了肺癌的流行病学情况诊断筛查、分子生物学标志物研究进展以及各种临床诊断及分期方法，重点介绍了肺癌治疗的相关发展，包括胸腔镜、铥激光、机器人微创外科等物理方法。内容实用，重点突出，语言精练、深入浅出，是一部实用性很强的工具用书。